Dr.風本の健康管理学

養生訓は進歩した

風本真吾

朝日新聞出版

養生訓は進歩した　Dr.風本の健康管理学

風本真吾

まえがき

医師は、病気になった人を迎えて、自分の仕事を遂行します。どんな病気であるかを考え、どのように治療するのが最も良いかを考えるのです。

私は、医師になって4年目、まだ28歳のときに、大学病院の内科外来を担当しました。訪れた患者は、担当医のあまりの若さに驚いたことと思います。

診療を行う中で、私の心の中に新たな声が響き始めました。

「このような診療は、優秀な先輩、同輩、後輩たちなら誰でもできる。私は違うことをしたい。新しい何かはないだろうか」

そんな矢先でした。ある大先輩医師と一緒に食事をしているとき、その医師が食後に1錠の薬を内服したのです。その医師は病気ではありません。

「この薬を飲んでいると、心筋梗塞の発症率が40％低下するのだよ」

語りかける先輩医師を見て、私は自分が求めているものを悟りました。

「病気にならないようにする。健康で元気なまま長生きできるようにする」

それを実現させる医学が欲しかったのです。

「早期発見、早期治療が大切ですよ。何かあったらお越しなさい」

病気でない人を目の前にしたとき、医師はそれしか語れません。

「それだけしか語れないのは、情けなさすぎる。しかし、病気でない人を目の前にして健康管理を指導するノウハウは、現時点の医学の中に存在せず、どの医師も学んでいない」

その瞬間、私は、「健康管理を学問化、体系化して、健康管理学を創り上げる」という前人未到の世界があることを知り、いてもたってもいられなくなりました。さらに悟りました。

「この健康管理学は、他の医学のように学会を作って医師の中で育てるものではない。広く民衆と交わりながら、多くの人とコミュニケーションをとる中で育てていくものである」

私は教授を目指す道を捨て、独立独歩の道を歩む決断をしました。当時29歳でした。以後、独自の思想、信条を持つ多くの人たちと触れ合いながら、健康管理の学問化を進めました。

その過程で、食欲抑制剤を使うダイエット医療、素肌美を求めるプラセンタ医療、成長ホルモンを使ったエイジングリカバリー医療を生み出す僥倖《ぎょうこう》にも恵まれて前進し続けることができました。本書は、私が研究し、体系化した健康管理学をわかりやすく述べたものです。

兵法を修めたものが戦いに勝ちやすいように、本書の内容を修めたものが、健康で長生きを実現しやすくなります。後世に語り継がれる健康管理学の原型を残すために筆をとりました。

もくじ

第2章　寿命管理のエッセンス

第3章　体調管理のエッセンス

第4章　食生活からの健康づくり

第1章

健康管理学とは

健康管理とは、
「90歳を超えても、頭脳明晰で、
自分の足でどこにでも行けて、
痛い・痒いがなく、
意欲高く、疲れを知らず、見た目の姿は50歳」
を実現することを目標として取り組む
諸行為のこと。

バブル崩壊後の健康ブーム

健康ブームが高まったのは、平成初期の不動産バブルがはじけた後、平成3（1991）年ごろからです。それまでは、あるテレビコマーシャルで、

「24時間、戦えますか　……ビジネスマ〜ン、ビジネスマ〜ン、ジャパニーズ・ビジネスマン」

と歌われていたことを象徴とするように、健康をすり減らしてでも働き抜く、というのが美徳とされていました。その美徳観のもとで、日本は高度経済成長を成し遂げ、バブル経済を経験したのです。

平成2〜3年にバブル経済の崩壊を迎え、お祭り騒ぎ後の虚無感の中、そして借金苦による自殺者が急増する中、健康ブームが芽生えました。

「莫大な借金が残った。しかし、健康でありさえすれば、何とか乗り越えられる」

という悲壮なものから、

「もう健康をすり減らしてでも働く、というほど仕事への面白みがなくなった。しかし、見渡してみると、バブルのおかげで建物は豪壮になり、面白い遊び場もたくさんできているではないか。これらの充実した社会資本を楽しむためには、健康でいなければならない」

というポジティブな思いまでを含めて、とにかく、健康ブームが訪れたのです。

そのブームは、まず「医師への不満」という形で表出しました。それまでは、医師の指導や、医師の施す治療方針に、「お医者様は神様です。すべてお任せします」と唯々諾々《いいだくだく》と従っていた患者たちが、「俺たちは健康を求めている。俺の身体に関して、もっといろいろ説明してくれよ」と言い出しました。つまり、健康、人体、医療に関して、知識が欲しいという欲求が高まったのです。

新聞の1面にも、「3時間待ちの3分診療」「薬漬け、検査漬け」「説明不足」「ガン告知」といったキーワードが列挙され、まとめると「医師への不信募る」という言葉で表現されていました。その実態は、患者の知識欲求を満たすことができない医師への不満です。それまでは、医師がなすことは、文句を言ってはいけない聖域でしたが、バブル崩壊と同時に、「不平・不満の対象」として扱われるようになったのです。

当初、医師側は、この患者の変化に対して何が起こっているのかわからず、右往左往したり、逆切れしたりするだけでした。しかし、まもなく、独断専行で治療をすすめるのはダメで、治療方針・治療内容を説明して、同意を得たうえで治療を実施していく、という「インフォームドコンセント」の概念が普及しはじめ、その後、10年以上をかけて、ようやく定着をみたのです。

望むのは「病気にならない身体」

さて、健康ブームが芽生えた時点では、一般国民にとって人体は神秘のゾーンでした。肝臓がどこにあり、腎臓がどこにあり、すい臓がどこにあるかなどわかりません。人体の構造と各部の役割という、最も基本的なことも知らないのです。学ぶ機会がまったくなかったのですから、やむを得ません。

テレビ番組でも、人体、健康のことが視聴者の関心を集めるようになりました。みのもんたさん司会の番組である通称「おもいッきりテレビ」は、健康をテーマとすれば視聴率が高まるという現象を生み出し、まさに健康ブームを象徴する番組となっていきました。

さて、医師は病気になった人を治療するのが仕事です。病的状態を訴える人に対して、診断学、治療学を駆使して、患者が持つ病気に対処します。医師は、その分野のプロです。

しかし医師は、病気ではない、健康な人を目の前にした場合、何をしていいかわかりません。「何かあったら来院してください」と言うだけです。あるいは、「人間ドックに行って、年に1回は身体をチェックしなさい。早期発見、早期治療が大切です」と語ることしかできません。「何も起こらないように、こうしなさい」という指導ができないのです。

健康ブームの高まりによってわかったことは、人々は、病気の治療を望んでいるだけではなく、「病気にならない身体」「絶好調の身体」「健康の維持、増進」を望んでいるということです。

そこから、「健康管理学」という学問が求望されることになりました。しかし、そのような学問は、まだ医学界に存在していませんでした。つまり、健康管理学は、「医師がそれを学ぶ」という段階以前の問題であり、その学問を作るところから始めなければいけない段階だったのです。極端なところ、医師は、「健康管理とは、どうすることですか？」に答えることさえできませんでした。

未来の理想像を実現する

「健康管理とは、どうすることですか？」

と尋ねられたら、何と答えますか？

「毎朝、散歩する」「年に1回、人間ドックに行く」「塩分を控える」「腹8分目」などは、健康管理の一手法であって、「健康管理とは、どうすることか？」の答えになっていません。

そんな中、私は一念発起しました。

「生涯をかけて、健康管理を学問化し、その学問に基づく実践指導体系を築いてみせる」

と。平成4（1992）年のことです。当時、私はまだ29歳ながら、大学病院で内科外来を担当させてもらうという僥倖の最中でした。

健康管理に話を戻しましょう。

私たちは日常、「○○管理」という表現をよく用います。在庫管理、人事管理、財務管理、などです。その単語をよく用いているのに、「○○管理とは、どうすることですか？」と尋ねられると、意外と答えにくいものです。「数えて表にする」「業績を数値化する」「動いたお金を表にまとめる」「状況を把握する」などは、「○○管理」の一行為にすぎません。「○○管理とは何か？」の答えではないのです。

それを考えているうちに、思い当たりました。どんな分野にも理想像、目標像がある。在庫管理、人事管理、財務管理のそれぞれの分野で、「これが理想像である」というものが存在します。その理想像は、それぞれの会社が、自己の言葉で掲げることになります。その理想像を実現していくために取り組む諸行為こそが、○○管理です。表にする、数値化する、状況を把握するなどは、○○管理を遂行するための諸行為の手段にすぎません。「人体の未来の理想像は何か」を考え、それを実現するための諸行為が健康管理である、と定義すれば、わかりやすくなりました。そして、「健康管理とは、どうすることか」の答えを得たのです。それが冒頭文です。

健康管理に三態あり。
寿命管理、体調管理、容姿管理です。
長く生き抜くことが「寿命管理」、
頭が冴えて、自分の足でどこにでも行けて、
元気で疲れず、意欲満々で
ピンピンしているのが「体調管理」、
若々しい姿を維持するのが「容姿管理」です。

目標像の中身は3つ

健康管理を行うには、まず、「未来の自分の身体はこうでなければいけない」という理想像、あるいは目標像の設定が必要であることをお話ししました。

そして、それは、

「90歳を超えても、頭脳明晰で、自分の足でどこにでも行けて、痛い・痒いがなく、意欲高く、疲れを知らず、見た目の姿は50歳」

にするのがよい、とお話ししました。

この目標像の中身は、3つに分かれています。

90歳を超えて生きる「寿命管理」

まずは、90歳を超えるまで生きのびなければいけません。70歳代、80歳代で死んでしまってはいけないのです。40歳代、50歳代で若死にしてしまうのは論外です。とにかく生き抜く、命がある状態にする、長生きする。そのために取り組む諸行為を寿命管理といいます。

90歳を超えるまで生き抜くためには、どうしたらいいでしょうか？　こうすれば、確実に90歳を超えるまで生き抜ける。そんな方法があるのでしょうか？

答えは簡単です。90歳までに死ぬような病気にかからなければいいのです。死んでしまうような病気にかからなければ、生き延びられます。「死んでしまうとしたら、どんな病気があるか？」。それを考え、死んでしまうような病気にかからないようにすることが、寿命管理になります。

身の回りの人が、どんな病気で死んでしまったかを思い起こしてみてください。心筋梗塞、脳梗塞、くも膜下出血、肺炎、胃ガン、肺ガン、すい臓ガン……数えていくと、それほどたくさんあるわけではありません。

自分の身体を分析して、それらの死んでしまう病気の一つ一つに対して、「その病気にかかりやすいか、かかりうるか、かかりようがないか」を考え、「かかりようがない」という身体の状態にセットアップする。それが寿命管理の具体的なやり方です。そして、そのための方法論をまとめたものが、「予想医学」です。予想医学を学べば、90歳を超えてもピンピン元気に生き抜ける確率が飛躍的に高まるのです。

なお、予想医学上、子供のころの食生活による体質作りが、将来に大きく影響することがわかっています。

ピンピン元気でいる「体調管理」

「長生きしたからといって何がいいのだ。ボケたり、寝たきりになったりして、周囲の人に迷惑をかけるだけだ」と語っている人がいます。

そのように考えるのは、間違っています。健康管理というのは、ボケたり、寝たきりにならないように取り組むことも含んでいるからです。つまり、長生きを成し遂げると同時に、「頭が冴えて、ピンピン元気」という状態にしなければいけません。

痛み、痒みに耐えながら生きていくのは辛いものですし、自分の足で遠くに出かけられないのでは生活が楽しくありません。意欲がなくなり家に閉じこもってしまうのも楽しくないですし、すぐに疲れてしまうのも面白くありません。

頭脳明晰で、自分の足でどこにでも行けて、痛い・痒いがなく、意欲高く、ちょっとやそっとでは疲れず、絶好調!!　そんな身体を実現するために取り組む諸行為を「体調管理」といいます。

体調管理は、根本的な身体作りという生涯にわたって取り組んでおくべきテーマと、体調不良をかわすための具体的で実践的な様々なテクニックの習得の2系統に分かれます。

「飲みすぎ、食べ過ぎ」「ストレスと過労」など体調不良の原因がはっきりしていれば、それほど心理的に苦しむものではありません。体調不良の原因がわからないときに、心理的な苦痛が加わって、本格的な体調不良となるのです。

「体調が悪い」の原因となる医学病名は、大量に存在します。分厚い医学書数冊分になるほどです。しかし、それらを健康管理学の見地で考えると、わずか10個の系統しかありません。この10個の系統を学んでしまうと、絶好調の毎日を作り出すことができるのです。

そこに体調管理の秘策があります。

40歳、50歳の見た目を保つ「容姿管理」

「長生きできて、絶好調だからといっても、しわくちゃのじいさん、ばあさんになっては、面白くもなんともない」

そんな声も聞こえてきます。確かに、自分の姿に対する自己満足は、人生の楽しみを倍加させます。そして、自分の姿に対する劣等感は、人生の楽しみを半減させます。つまり、若々しい姿でいることは、健康管理の一環として大きなウェイトを占めるのです。

この分野において、美容外科が一つの役割を果たしています。

将来、美容外科のお世話になる、と考えるのは合理的ではありますが、若々しい姿を維持するという目標を立てて、その目標を実現するために努力することが、その手前に存在します。その実現のために取り組む諸行為を「容姿管理」といいます。

40歳、50歳の姿のまま、まったく衰えることなく、90歳を超える。そんなことは可能なのでしょうか?

昔の1000円札の夏目漱石の肖像を見てください。何歳に見えますか? どう見ても70~80歳に見えます。しかし、この肖像は、夏目漱石40歳代のときの写真をもとにしています。容姿に関しては、昔の40歳代は、今の70歳代に相当するのです。

未来の90歳が、今の50歳に相当する容姿となる日を創り出すのは難しくはありません。

「年をとったから体型が崩れたのではありません。体型が崩れたから、年をとったように見えるのです」

「年をとったから肌質が衰えたのではありません。肌質が衰えたから、年をとったように見えるのです」

そのように前向きに考えて、容姿管理に取り組んでみましょう。

そのための手法論として、アンチエイジング医学が発達しました。その秘策を身につけることが、容姿管理を遂行するコツです。

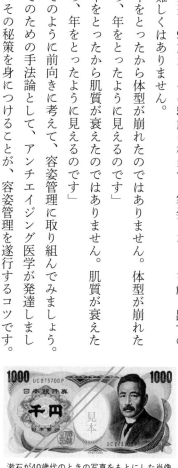

漱石が40歳代のときの写真をもとにした肖像ですが、今の70~80歳代くらいに見えます。

寿命管理は、予想医学を土台とします。

予想医学とは、
死ぬ可能性のある病気の一つ一つに対して、
自分の身体が、

「その病気にかかりやすい」

「その病気にかかりうる」

「その病気にかかりようがない」

を分析していく学問です。

人間ドックの価値は不安を拭うこと

人が死んでしまう病気といえば、どんな病名を連想しますか？　ガン（悪性新生物）や脳卒中、心筋梗塞を連想する人もいます。身体が思うように動かなくなり、寝たきり状態になって、老衰で死んでいく姿を連想する人もいます。交通事故や自殺を連想する人もいます。ガンが見つかってしまえば、治療で治りきるか、闘病の末に死んでしまうか、二つに一つです。闘病は嫌だと言って、すべての治療を放棄し、自然に死んでいくことを望む人もいますが、最後の1週間から2週間ほどはかなり苦しむことになる可能性が大きいのです。最近は、ガン細胞の遺伝子分析が進歩し、その分析結果に応じた治療が実施されるようになってきましたので、治療成績は昔よりはるかに優れたものになりました。しかし、診療現場には、まだまだ実験的な要素が多く含まれているのは否めません。

メジャーなガンといえば、肺ガン、胃ガン、大腸ガン、肝臓ガン、すい臓ガンです。女性では乳ガン、男性では前立腺ガンが加わります。増えている食道ガンも忘れてはいけません。白血病もガンの一種で、若い人にも多発するので、世間的には目立っています。「あなたは胃ガンにかかると思いますか？」と尋ねられたら、どう答えますか？　「はい。かかると思います」と答える人もいますし、「絶対にかからない」と答える人もいます。

ほとんどの人は、「わからない」と答えます。

たまに、「かかりそうな気がします」と答える人がいたら、それは、両親の一方が胃ガンにかかったことがある場合や、日ごろから「胃の具合が悪い」という症状を抱えている人です。胃ガンには、遺伝性はまずありません。一族に胃ガン患者がいるからといって不安に思う必要はありません。しかし、「日常から、胃が痛くなることが多い」「胃の存在を感じる」という人は、胃ガンにかかる可能性があります。

ところで、「あなたは、今、胃ガンにかかっていますか？」と尋ねられたらどうでしょう？　つい最近に胃内視鏡検査を受けた人は、「大丈夫です。胃ガンはありません」と自信をもって答えます。ここ数年、胃内視鏡検査を受けていない人は、「わかりません」と答えながら、やや不安な気分になります。

人間ドックや健康診断は、この「不安を払拭し、自信を得る」ために大切な役割を果たしています。「早期発見・早期治療」は、ガンに関してはもちろん重要ですが、検査を行って「ガンが見つかりました。早く見つかってよかったですね。検査を受けたおかげですよ」と言われても嬉しくありません。真の価値は、「健康不安を持たずに日常生活を営める」ところなのです。人によっては、人間ドックで「異常なし」と言われた瞬間から、やる気満々になって仕事に取り組む人、趣味に取り組む人も出てきます。

ピロリ菌がいると胃ガン発症率は6倍

さて、本題に戻りましょう。「あなたは胃ガンにかかると思いますか？　かからないと思いますか？」と尋ねられたときは、「わからない」と答えていてはいけません。自分の身体を調べて、未来像を予想することが、健康管理上は大切です。「かかりようがない」「かかりうる」「かかりやすい」のどれかで答えてほしいのです。

胃ガンのかかりやすさを予想する上では、まず胃粘膜にピロリ菌がいるかどうかがポイントになります。全胃ガン患者の90％はピロリ菌を持っている人たちです。そして、ピロリ菌がいるだけで、胃ガンの発症率は6倍に高まると思ってもかまいません。

ピロリ菌は正式名称をヘリコバクター・ピロリといいます。胃の中は強い酸性ですので、酸に強い結核菌以外は宿ることができないと思われていました。しかし、昭和57（1982）年に強い酸性の胃の中にピロリ菌が常在できることが証明されました。そして、実際にそのピロリ菌を培養して、口から飲み込むと、胃に強い炎症が起こることも証明されました。ピロリ菌が蔓延《まんえん》している地域と胃ガン好発地域が一致していることもわかりました。口から感染しますので、衛生環境の悪い地域でピロリ菌は蔓延します。日本では、戦後の衛生環境の悪い中でピロリ菌が蔓延したのです。

ピロリ菌が胃の中に常在すると、胃の粘膜に炎症が引き起こされ、やがて胃の粘膜に「萎縮」という現象が生じて、胃ガンが発生するのです。萎縮というのは、きれいなピンク色で弾力にあふれているはずの胃粘膜が、白っぽくなってやや硬いゴワゴワした状態になるもので、わかりやすくいえば「老化した胃粘膜」ということになります。

今の医学では、萎縮の程度まで推測することができます。採血検査でペプシノーゲン反応というのを調べるのです。この反応の結果で、「あなたの胃粘膜は強く萎縮しています」「あなたの胃粘膜は若々しくて、心配な要素はありません」などと知ることができます。

その病気に「かかりうる」か分類する

ピロリ菌とペプシノーゲン反応は、採血するだけで調べることができます。そして、その両者の結果、あなたの身体に対して、

- あなたの胃にはピロリ菌がいます。しかも、そのせいで胃粘膜は老化しており、胃ガンが発生しやすい状態です。
- あなたの胃にはピロリ菌がいます。しかし、胃粘膜はまだそれほど老化していません。まだ大丈夫だとは思いますが、胃ガンにかかりうる状態です。
- あなたの胃粘膜にピロリ菌はいません。そして、胃粘膜も若々しい状態です。胃ガン

にはかかりようがない状態です。

●あなたの胃にはピロリ菌はいません。しかし、胃粘膜は強く萎縮しています。何か原因になるもの（刺激物、常用薬物、ストレスによる胃酸過多など）はなかったですか？　胃ガンにかかりやすいから注意しましょう。

という4つのうちどれであるかを分析することができます。

このように、身体を調べて、死に直結する病気の一つ一つに対して、「かかりやすい」「かかりうる」「かかりようがない」に3分類することを目的として、人体の未来像を予想する学問を予想医学といいます。とにかく長生きしてもらう寿命管理学は、この予想医学を土台としているのです。

なお、胃ガンには、「スキルス」という特殊な胃ガンがあります。全胃ガンの10％ほどで、これが発生する可能性はすべての人にありますが、その話を大きく取り上げると健康管理の指標になりません。予想医学は、大きな視点でとらえることが大切です。

胃ガン、肺ガン、肝臓ガン、大腸ガン、すい臓ガン、脳卒中、心筋梗塞などの病気に対して、この予想医学は十分に進歩しています。盛んに研究されている遺伝子解析も、この予想医学を進歩させています。遺伝子解析も含め、この予想医学の研究がどんどん進むことを願いましょう。

60歳の男性が１００人います。
20年後、80歳で生きているのは61人で、
30年後、90歳で生きているのは21人です。
肺ガン、胃ガン、大腸ガン、肝臓ガン、
すい臓ガン、心筋梗塞、脳梗塞、脳出血、
くも膜下出血、肺炎を完全に予防できれば、
60歳の男性１００人のうち、
90歳で生きているのは、53人になります。

60歳代までの若死にの実情

日本人の平均寿命は、世界トップクラスで、男性は81歳強、女性は87歳強（２０１８年）です。平均寿命が延びたのは、医療技術の進歩や医療制度の改善、健康に対する関心の高まりなどが役立っていますが、基本的に、日本がもともと魚食民族であったことが、長寿の秘訣です。

先進国の中で魚食民族というのは日本人ぐらいです。しかし、身の回りには、40歳代、50歳代の働き盛りで亡くなる人も多いような気がします。あなたの同級生の男性１００人中、２〜３人は50歳までに亡くなるのです。

50歳までに動脈硬化が進んでしまうと50歳代が危うくなり、突然の心臓病で死ぬ人が増えます。つまり、40歳代までの健康管理が、いかに大切かわかります。50歳代の死因の第１位はガンですが、第２位は心疾患になっています。50歳の男性１００人は、60歳のときには95・１人になっています。つまり、50歳で生きていた男性１００人のうち、約５人が50歳代で亡くなるのです。

無事に60歳を迎えたとしましょう。この年齢で定年退職する人もいることでしょう。社会人としての闘いを終えて、ようやく自分のための人生を謳歌できるときを迎えられますが、そこから先は健康を守る闘いになります。

60歳を超えたら……

60歳を迎えたあなたにとって怖いのは、ガン、心疾患、脳血管疾患です。ガンは数カ月から数年の闘病期間を経て死に至りますが、心疾患、脳血管疾患では突然死することもしばしばです。60歳から90歳までの死因は、どの年齢層でも、第1位はガン、第2位は心疾患、第3位は脳血管疾患です。

55歳から59歳までは、死因の第4位が自殺。人生に意欲を失ってしまうことも大きな原因かもしれません。70歳を超えると、死因の第4位は肺炎です。肺炎での死は、窒息死のような状態ですから、とても苦しい最期です。

肺炎は、身体が不自由になってから、飲食時にむせ、誤嚥《ごえん》して発症する場合もありますし、単に肺に微生物が侵入して、その微生物を撃退できなくて発症する場合もあります。飲食時の注意はもちろん必要ですが、侵入してきた微生物を撃退できる人体能力（免疫力）も大切であることがわかります。

90歳まで生き抜けば、その先はガンで死ぬことは少なくなります。ガンは死因の第3位、第4位へと急落し、死因の第1位は心疾患、第2位は脳血管疾患、次いで肺炎になります。

心疾患や脳血管疾患は、動脈硬化や血栓傾向を下地とすることが大半です。90歳を超えてもピンピン元気を目指すなら、とにかく血管を大切にしなければいけません。

時代が進めば数字は変わっていく

さて、冒頭に述べた「60歳の男性が100人います」以下の表現形式は、寿命管理を考える上での基盤となります。冒頭の「100人中何人」の数字は、平成時代の中盤から後半の死因統計を元にして私が算出したものですが、時代が進めば、少しずつ変化します。健康管理学を研究する者は、この数字を更新していかなければいけません。

厚労省が発表する死因分析の結果から、統計学を応用して数字を出していく作業は、その道のプロにとっては簡単な作業です。ただし、死因分析は5歳単位で発表されますので、多少の誤差は必ず生じます。また、「肺炎で死んだ。その大元は脳梗塞で寝たきりになったことだった」「肝臓ガンで死んだ。しかし、その大元は、にっちもさっちもいかない肝硬変だった」などの因果関連も存在しますが、健康管理を考える上では大きな観点でとらえることにするのがいいです。

当然、女性の数字も必要ですが、女性の数字を出した成果は、後進の研究者に譲りたいと思います。

次のような数字も必要です。今後、数十年、数百年にわたって、更新し続けてほしいものです。

▼事故死と自殺がなくなれば、60歳の男性1００人のうち62人が80歳まで生き延び、22人が90歳まで生き延びます。

▼ガンにさえかからなければ、60歳の男性1００人のうち77人が80歳まで生き延び、37人が90歳まで生き延びます。

▼心筋梗塞さえ起こさなければ、60歳の男性1００人のうち65人が80歳まで生き延び、25人が90歳まで生き延びます。また、脳梗塞さえ起こさなければ、66人が80歳まで生き延び、28人が90歳まで生き延びます。

▼心筋梗塞と脳梗塞のどちらにもかからなければ、60歳の男性1００人のうち67人が80歳まで生き延び、30人が90歳まで生き延びます。

▼ガンと肺炎さえ予防できれば、60歳の男性100人のうち、80人が80歳まで生き延び、45人が90歳まで生き延びます。

▼臓器の「ジリ貧状態」を予防すれば、60歳男性100人のうち66人は80歳まで生き延び、28人が90歳まで生き延びます。

どれほど健康管理に気を使っても、
人は、いつかは必ず死ぬものです。
死に際には5つのパターンしかありません。
その5つのパターンを日ごろから考えていると、
漠然とした死への恐怖心が薄れてきます。
そして、健康管理の焦点が見えてきます。
同時に、尊厳死、安楽死というものを
考えることになります。

死に際の5つのパターン

5つのパターンとは、以下のとおりです。

①急死

②何かの健康トラブルで身体が不自由になり、それが進行して寝たきりに近い状態となり、肺炎などを起こして死ぬ

③身体全体が徐々に衰えて、家に閉じこもるようになり、やがて食べられなくなり死ぬ

④手術でとり切れないようなガンが発覚して、闘病の日々を送り、やがて死ぬ

⑤全身に広がったガンが発覚して、1〜2カ月以内に死ぬ

①急死

「つい先日まで元気だったのに、突然死んでしまった」あるいは、「つい先日まで元気だったのに突然発症して、あれよあれよという間に死んでしまった」というとき、原因として多いのは、心筋梗塞、脳血管疾患、大動脈疾患、自殺、事故、肺炎です。

30歳代や40歳前後で突然死ぬ場合は「くも膜下出血」が多く、40歳代以後に突然死ぬ場合は、「心筋梗塞」が多くなります。60歳を超えると、「大動脈疾患（大動脈瘤《りゅう》破裂、解離

性大動脈瘤）」も増えてきます。35歳くらいで脳ドックを受けて、脳動脈瘤がないかをチェックし、60歳からは3〜4年ごとに胸部ＣＴで大動脈の状態を見ておくといいです。

ウイルスや菌に感染して肺炎を起こした場合、1〜2週間以内に呼吸不全で死んでしまうこともあります。これも急死というイメージになります。致死性の肺炎を引き起こすウイルスが周期的に流行しますので注意が必要です。以上が、急死のパターンです。

②健康トラブル↓身体不自由↓介護↓寝たきり↓肺炎↓死

脳梗塞や脳出血、脊髄疾患、事故などで身体が不自由になることがあります。介助や介護が必要になり、行動範囲が狭まります。同時に、筋力が低下し全身の衰えが目立ってきます。まったく動けなくなり、寝たきりに近い状態になることもしばしばです。

介助してもらわないと食事ができません。そこで怖いのが肺炎です。食べ物をうまく飲み込めず、むせた拍子に気管の方に入り込んでしまいます。これを誤嚥《ごえん》といいます。そして、肺の奥深くまで入り込み、肺炎を発症します。

肺は外の空気と接しています。空気を伝わって菌やウイルスが入ってきたとき、全身が衰えていると免疫力も弱っており、口から肺に入ってくる菌やウイルスに抵抗できません。この場合も肺炎を発症します。寝たきりの人は痰《たん》を排出するのも困難です。

その肺炎の結果、呼吸不全を起こして、死に至るのです。ある健康トラブルがきっかけで、身体が不自由になって、やがて死を迎えるのは、そのようなパターンです。

③衰える↓意欲低下↓家に閉じこもる↓食べられなくなる↓死

80歳、90歳を超え、身体がじわじわと衰えていきます。一つの臓器に病気があると、その臓器が弱点となって身体の衰えが早くなります。心臓や肺に弱点があると、動いただけで息切れするようになります。意欲も低下し、外出する気がなくなります。すると、足腰が急速に衰えます。家に閉じこもるようになり、生きていく気力もなくなってきます。だんだんと食べなくなり、やがて死んでいきます。これが老衰死のパターンです。

④手術でとり切れないガンが発覚する↓闘病↓数カ月から数年で死ぬ

ガンが見つかったとき、それが手術でとり切れるような場合は、助かることが多いです。ですから、早期発見に尽くすことには、大きな価値があります。しかし、手術でとり切れなかった場合……抗ガン剤療法、放射線療法、免疫療法など、治療と闘病の日々、副作用との闘いの日々、不安に怯《おび》える日々が始まります。

平成の時代には、ガンの治療薬が大いに進歩しました。平成時代前期なら数カ月で死んでしまっていたのが、平成時代後期には、数年大丈夫なことも多くなりました。しかし、あくまで延命の治療です。手術でとり切れなければ、完治することはあまりないのです。

このようなガンが発見された場合、自分はどうするべきなのか。それを日ごろから一生懸命に考えていると、ある一定の時期を乗り越えたときに死への恐怖が薄れてきます。

もちろん、ガンができないようにするのが一番いいに決まっています。仮にガンができても手術でとり切れる段階で発見するのがいい、と思うのは当然でしょう。そう考えると、早期発見の価値が自分の中で高まり、欠かさずに検査を受けるようになります。あるいは、「ガンで死ぬなら本望だ。早期発見にはこだわらない」と割り切って、検査を受けないと決断するかのどちらかです。

⑤全身に広がったガンが発覚する→1~2カ月で死ぬ

「ガンで死ぬなら本望だ」と割り切れば、何かの症状が現れるまで検査する必要はないことになります。その結果、何かの急な症状が現れて病院で調べたときには、ガンが全身に広がっていることがあります。この場合、たいていは1~2カ月で死んでしまいます。

実は先進国でも、この死に方は多いのです。イギリスなどは、救急車で運ばれた患者の5人に1人は、全身にガンが広がっていて急な症状が出た患者だそうです。救急車で運ばれるまで、自分の身体にガンがあることを知らず、普通に生活していたのです。

「人は、いつかは必ず死ぬ。死に向かってじたばたしない」という死生観が、日ごろから検査を受ける必要性を感じない、という潔さをもたらしたのでしょう。

尊厳死と安楽死

「尊厳死」という単語を聞きますが、これはどういう意味なのでしょうか。

関ヶ原の戦いに敗れた石田三成が縛り上げられて、徳川家康の前に連れ出された姿を想像してください。家康が話しかけました。

「今、ここで土下座して謝りなさい。そして、今後は、私（家康）の部下として忠誠を尽くすと約束すれば、命は助けてあげるよ」

そこで三成は、どう答えるでしょうか。「ありがとうございます。二度と逆らいません。家康様の元で一生懸命に働きますから、どうかお許しください」と言うでしょうか。

そのように言うはずはなく、おそらく居丈高《いたけだか》に家康を罵《ののし》って、死を選ぶでしょう。それが尊厳というものです。

「みじめな姿をさらすなら、死んだ方がよい」「自分の人生の主義に反することをするくらいなら、死んだ方がよい」と潔く決断するのが、尊厳というものです。

痛い思い、つらい思いをして苦しむくらいなら死んだ方がよいという思いで選択する「安楽死」とは、自分の決断で死を選ぶ、という点では似ています。

60歳を超えたら、
健康管理指導に熟達した医師と、
自分の身体に関して
一度は議論し合う機会を持ちたいものです。
今後20年の健康問題、特に寿命管理に関して
考察する機会を持つだけで、
大きな価値をもたらします。
その機会を持てない場合は、
本書を熟読してください。

予想医学による、健康維持の指導

「若いときから一生懸命働いてきた。そして、60歳になって、ようやくリタイアモードになれた。これからは自分の時間を思う存分に楽しめる。毎年人間ドックを受けてきたし、健康には自信もある」という日が来ました。

上場企業の経営陣を含め、サラリーマン生活を長く送ってきた人には、そこから人生を大いに楽しんでほしいものです。人生を謳歌するには、健康であることが第一です。

中小企業オーナーは、60歳から後継者のことや会社組織の盤石化を考えなければいけません。まだまだ、一仕事、二仕事ありますので、人生を謳歌する暇はありません。しかし、責任を全うしなければいけないので、健康でなければいけません。

健康を維持し続けるにはどうしたらいいのでしょうか？

医師は、病気になった人を治療するのが仕事です。病気ではない、まだ健康そうな人を目の前にした場合、たいていの医師は二つしか語れません。

「何かあったらお任せください」

「早期発見、早期治療が大切です。毎年、人間ドックに行くように」

の二つです。

「何も起こらないようにお任せください」と言えない、医師の現状は嘆かわしいことです。病気ではない人を目の前に、健康管理の指導話をたくさんできる医師が育ってほしいものです。私は、60歳を超えた年代層の人たちに予想医学のカウンセリングを行い、議論し合って指導していますが、その内容を抜粋して述べてみます。

10個の病気をチェックすることから

まずは、死に至る10個のメジャーな病気を思い浮かべて、今後の寿命管理のことを考えてみましょう。

10個のメジャーな病気とは、胃ガン、肺ガン、大腸ガン、肝臓ガン、すい臓ガン、心筋梗塞、脳梗塞、脳出血、くも膜下出血、肺炎です。その10個のそれぞれの病気に対して、「自分の身体は大丈夫だろうか」を考えるのです。つまり、予想医学の活用です。

メジャーなガンの中では、特にすい臓ガンのチェックは重要です。毎年人間ドックに行っていたのに、リタイア直後にかなり大きなすい臓ガンが見つかることがよくあります。

リタイア後は食道ガンのことも重要です。飲むと顔が赤くなるのに、お酒が好きで、ほぼ毎日飲んでいた人は、今後30年の間に食道に何かの異変が発生します。特に濃い目のお酒が好きな人は、食道ガンが必発と言っても過言ではありません。食道ガンは胃内視鏡検査を行えば、前ガン病変（ガンになる前段階の状態）で見つけることもできます。毎日お酒を飲んで顔を赤らめていた人は、食道ガンに警戒の目を光らせるようにしてください。

不慮の一発としては、腎臓ガン、前立腺ガン、膀胱ガンを思い浮かべてください。女性では、子宮体ガンです。乳ガンは、女性は神経質にチェックしてきたはずです。すい臓ガンや腎臓ガンの有無は、腹部CT検査でチェックするのがいいでしょう。超音波検査でもチェックできますが、今後のために60歳時点での自己のCT画像を得ておきたいものです。検査をしたら画像をもらうようにしてください。

大腸ガンは、大腸ポリープを前ガン病変とします。ポリープ段階で処理してしまえば、大腸ガンで死ぬことはなくなります。大腸内の状態が不明の人は、大腸内視鏡検査を行うのがいいです。

「ピロリ菌をまだ調べたことがない」などというのはいけません。ピロリ菌がいて胃粘膜萎縮が見られるなら、今後30年間で、胃ガンは必ず出てくると思わなければいけません。この機会にピロリ菌を調べて、もしいたら除菌してしまうことは必須です。

60歳以後の女性は、くも膜下出血に要注意です。何の前触れもなく、突然発症することがしばしばあるので怖いのです。念のため、60歳ごろに脳のMR検査を行って、脳動脈瘤《りゅう》の有無をチェックします。通称「脳ドック」を受診すれば、両者ともチェックできます。

工夫した人としない人では「雲泥の差」

今までの60年間、あまり魚を食べなかったなあ、という人の身体には、アラキドン酸が蓄積している可能性が大きいです。アラキドン酸が蓄積していると、心筋梗塞、脳梗塞、大腸ガン、前立腺ガン、乳ガン、子宮体ガンが発生しやすいので、注意が必要です。

アラキドン酸は脂肪成分の一種ですが、日常生活で使用している油の中に多く含まれているリノール酸が体内で変換されたものです。青魚のＥＰＡ（エイコサペンタエン酸）成分が、アラキドン酸の悪性作用を抑え込んでくれますので、長年の食生活の総合結果としてのアラキドン酸とＥＰＡの比率を見れば、アラキドン酸蓄積の程度がわかります。アラキドン酸の蓄積が見られる人は、この年齢で必ず改善しなければいけません。手軽に改善したい場合は、サプリメントの利用も検討するべきです。

また、今後の30年は、大動脈の形状に注意してください。大動脈瘤《りゅう》破裂や、大動脈解離は、突然死の原因として、かなりのウェイトを占めています。血圧が高めの人は特に注意が必要です。これは胸部ＣＴでチェックします。

思い起こせば、口内炎や口唇ヘルペス、陰部ヘルペス、帯状疱疹がときどきできたなあ、という人は、自己の免疫力に関するデータをまとめ、今後の対策を考えなければいけません。心の変化と免疫力の変動が密接に連動する人もいますし、まったく関係しない人もいます。ナチュラルキラー細胞（NK細胞）の活性度などを調べて、自己の免疫力を把握し、今後30年の免疫力のコントロール技術を身につけたいものです。

今後は、筋肉、骨格がどんどん衰えていくということを再認識しなければいけません。筋力は必ず低下し、関節の接合面の軟骨はすり減り、腱の収縮性はなくなり、そして、骨そのものが脆《もろ》くなり、骨折しやすくなります。

80歳前後で、頭が冴えているのに身体がいうことをきかない、というのは珍しくない現象です。歩いていてバタンと転ぶこともよくあります。ですから杖が必要になるのです。恐る恐る動くので、動きがスローになります。古傷が痛み出すので、ますます動きがスローになります。脊椎《せきつい》の歪み、椎間板《ついかんばん》の変形・変性も発生し、腰痛、下半身の衰えにつながります。全身が弱っていくと、車いすが必要になります。

それらは、60歳から積極的な手を打っていれば、かわすこともできるものです。

男性は定年退職した後、仕事との関与がなくなると、10年あまり経たころには急速に知能が衰えてきます。仕事を続けるのが最もいい予防方法ですが、仕事がない場合は、積極的な工夫が必要です。工夫した人と工夫しない人では、その後30年で雲泥の差が現れます。どんな努力がいいかを考えてみましょう。

自己の健康、身体のことに絶対の自信がなく、
不安があるなら、それは健康とはいえません。
健康不安があるだけで病気なのです。
健康保険で治療できない病気がたくさんあり、
その病気の解決の方が、
人々に望まれているのです。

症状はあっても健康保険がきかない

痛い、痒い、発熱などの症状があれば、たいていは健康保険で治療することができます。しかも費用は格安です。日本は国民皆保険制度を実現した国です。この制度では、「健康保険で治療してもいい病気」というものが厳格に定められています。

「健康保険がきかない」というと、何か怪しい治療のように思う人がいますが、それは間違いです。症状があるのに健康保険で治療できない病気（病の気分）は、けっこうたくさんあるのです。


「運動した後の疲れがひどい」

「疲労からの回復力が低下した」

「過体重で疲れやすい」

「加齢のため運動能力が衰えた」

「体力が低下して階段や坂道を上るのがしんどい」

「肌質が衰えた」

「若いころのように、いろいろなことに関心を持てない」

「日常生活に問題はないが、やる気が出ない。意欲が高まらない」

「朝早く起きるのが辛い」

「抜け毛が多く、髪が薄くなってきた」

「勃起力が低下した」

「もっと背を高くしたい」

「モデル級の体型になりたい」

これらは、一般的には病気とは思われていない身体の状態ですが、本人が気に病んでいることがしばしばです。本能的に解決したいと願っている人は大勢います。

身体のことで不安や不満があって、「気に病んでいるなら、それは病気である」とするなら、さらに病気は増えます。

意欲、体力、容姿を回復させる積極的予防医療

「集中力が散漫である」

「記憶力が弱くて学業成績が上がらない」

「ファイトあふれる男に見せかけたい」

「良い文章が書けない」

「人の顔を覚えるのが苦手である」

などは、個人の能力の問題として諦めがちですが、医療、医学で解決できたら、こんなにうれしいことはないでしょう。

健康保険を使うことはできませんが、だからといって、それらの悩みを解決する医学、医療がないのかというと、そうではありません。前述した悩みの中でも、医学、医療で解決できるものがたくさんあるのです。エイジングリカバリー医療や第4栄養素（第6章参照）の活用は、それらの解決を目的に進歩してきました。

一度、心筋梗塞を起こしたけれど命は助かった、という人にアスピリンを投与すると、2回目の心筋梗塞の発症率を低下させることができます。ですから、心筋梗塞後の患者には健康保険を使ってアスピリンを投与することができます。

では、一度も心筋梗塞を起こしたことがない人にアスピリンを投与すると、どうなるのでしょうか？　実は、心筋梗塞の発症率を40％低下させることができます。では、心筋梗塞を起こしたことがない人に、医師がアスピリンを処方することはできるのでしょうか？　答えは、「できます」。ただ、健康保険を使って処方することができないだけなのです。

病気でない人に対して病気にならないようにするのが予防医療ですが、その予防医療の分野では、健康保険がきかないのが通常です。健康保険の枠組みを無視してしまえば、価値ある医療をたくさん提供することができます。そのような医療は、「積極的予防医療」

といわれます。

意欲、体力、容姿を回復させる医療はもちろん、疲労回復の医療も存在します。脱毛症、ＥＤ（勃起不全）の治療はよく知られています。子供の背をより伸ばしてあげる医療、学業成績を高めてあげる医療も存在するのです。身長が止まりかけた子供の背を余分に２～６㎝伸ばしてあげる医療も存在します。

健康保険制度の枠を超越した医学を活用できたら、あなたの視野は大きく広がります。

望まれている医療ほど、健康保険で行えない

そのように考えていると、ふと気が付くことがあります。人々が本能的に望んでいることを解決する医療ほど、健康保険で行えないのです。望んでいないのに罹ってしまった病気の場合は、健康保険が使えます。おかしな気がしますが、それは道理が通っています。

必要なものと、不要なもの。どちらの値段が高くて、どちらが安いのでしょうか？　必要なものほど安いのです。生活で絶対に必要なものは、米、水、塩です。それらは安いのです。不要なものは、高級時計、高級車、高級バッグです。それらは高いのです。

病気になったときの治療は、その患者が現に苦しんでいるので絶対に必要です。ですから、健康保険を使って安く治療できなければいけません。「心筋梗塞を発症した」「脳出血

を発症した」「肺炎を起こした」「発熱している」「ガンが見つかった」。それらの治療は、健康保険で行えなければいけないのです。

一方で、日ごろの自分の望みをかなえたい医療は、贅沢な医療ということになります。ですから、健康保険は使えません。

では、症状がない病気に関してはどうでしょうか？「コレステロール値が高い」「太っていて血糖値が高い」「痛風発作を起こしたことはないけれど尿酸値が高い」などです。健康診断や人間ドックの採血検査で見つかるのが特徴です。それらの治療が絶対必要な医療なのか、贅沢な医療なのかを考え直して、健康保険で治療する必要があるのかどうかを、再検討しなければいけません。

出来高制が1人当たりの医療費を上げる

ここで、健康保険制度に関して述べておきます。

「出来高制」を基本とする現状の健康保険制度を続ける限り、提供する個別の医療サービスは増える一方になります。同時に国民医療費は増えていきます。

医療訴訟が増えて、医師が「万が一」を考えなければいけなくなれば、当然、検査が増えます。検査を増やすことは、医療機関の運営意思にも沿っていますので、医師は訴訟のおかげで大義名分を得ているのも同然です。「念のために」と言って検査を増やすのです。受診する患者は、健康保険を使ってもらえるなら、できるだけたくさんやってもらいたいと思います。そこに医師、患者間の阿吽《あうん》の呼吸が生まれます。

さらに医療を取り巻く、製薬会社、機器会社は、医療費が増えることは大歓迎です。

しかし、その医療費は健康保険の掛け金として、まだ貯蓄もできていないような若者たちから莫大に徴収しています。医療費が高騰すればするほど、現役世代が困窮するのです。医師は公費を使って医療サービスを提供しています。だから、健康保険を運用する最前線の診療現場では、最大効率性を念頭に置き、自分の診断能力、治療能力を高めて1人当たりにかかる医療費を可能な限り少なくする努力をしなければいけません。しかしその意志を持つ医師は少なく、逆に1人当たりの医療費を高めるノウハウを駆使しています。

政府は、医療サービスの個別単価を引き下げて、総医療費を抑制しようとしていますが、抑制すればするほど、個別の医療サービスの提供が増え、総医療費は高騰します。本来のあるべき路線を間違えているように思います。

また、新型コロナウイルスの問題で露見しましたが、健康保険制度が強烈な足かせになることもあります。PCR検査の普及が遅れるのは、「その足かせ」に他なりません。

何か抜本的な改革が必要な気がします。

第2章

寿命管理のエッセンス

現代でも50歳代、60歳代で
死んでしまう人は大勢います。
そんな中を、90歳を超えるまで生き抜くには、
どうしたらいいのでしょうか。
寿命管理学を身につければ、
きっちりと生き抜く方法がわかります。

平均寿命にたどり着かずに死ぬ人もいる

戦後すぐのころ、感染症や脳出血が多かった時代は、乳幼児死亡率も高く、日本人の平均寿命は52歳でした。医学の進歩、栄養状態の改善、乳幼児死亡率の低下で平均寿命はぐんぐんと伸び、今では、日本人の平均寿命は男性で80歳を、女性で85歳を超えています。

日本史上の偉人たちの没年齢を思い起こしてみましょう。天智天皇45歳、藤原道長62歳、平清盛63歳、後白河天皇64歳、源頼朝51歳、足利尊氏52歳、後醍醐天皇50歳、豊臣秀吉61歳、徳川家康73歳、黒田官兵衛57歳、福沢諭吉66歳、夏目漱石48歳、明治天皇59歳などです（いずれも満年齢）。

自分の今の年齢と比べてみると、偉人たちは、あの短い寿命で、よくあれだけのことを成し遂げたなあと感心します。

寿命が長くなったことを有難く思っているばかりではいけません。今でも、証券会社、商社を勤めあげたサラリーマン、生命保険会社の支社長歴のある人たちの平均寿命は、70歳を超えるかどうかにとどまっています。

現代でも、なんだかんだといって、50歳代、60歳代で死んでしまう人は大勢いるのです。寿命管理学は、「90歳を超えるまできっちりと生き抜くためには、どうしたらいいか」を追求します。どうしたらいいのでしょうか？

メジャーな病気を予防する

答えは、簡単明瞭で、「死ぬような病気にかからなければいい」のです。死ぬような病気にさえかからなければ、90歳以上まで生き抜ける確率は飛躍的に高まります。では、90歳までに死んでしまうとすると、どのような病気があるのでしょうか。

メジャーな病気は10個しかありません。心筋梗塞、脳梗塞、脳出血、くも膜下出血、肺炎、肺ガン、胃ガン、大腸ガン、肝臓ガン、すい臓ガンです。マイナーな病気を挙げればきりがなくなりますが、まずその10個を意識するようにしてください。

今の日本の現状では、60歳になった男性が90歳で生きている確率は21％です。しかし、メジャーな10個の病気にさえかからなければ、90歳で生きている確率は53％になるのです。そして、この10個の病気は、個々に予防方法が確立していると言っても過言ではありません。

ガンに関しては、因果関係がいろいろ知られています。「タバコと肺ガン」は誰もが知っていますし、「ピロリ菌と胃ガン」「肝炎ウイルスと肝臓ガン」「大腸ポリープと大腸ガン」「アルコールとすい臓ガン」「糖尿病とすい臓ガン」「アルコールと食道ガン」「ヒトパ

■ 主な死因別にみた死亡率（人口 10 万対）の年次推移

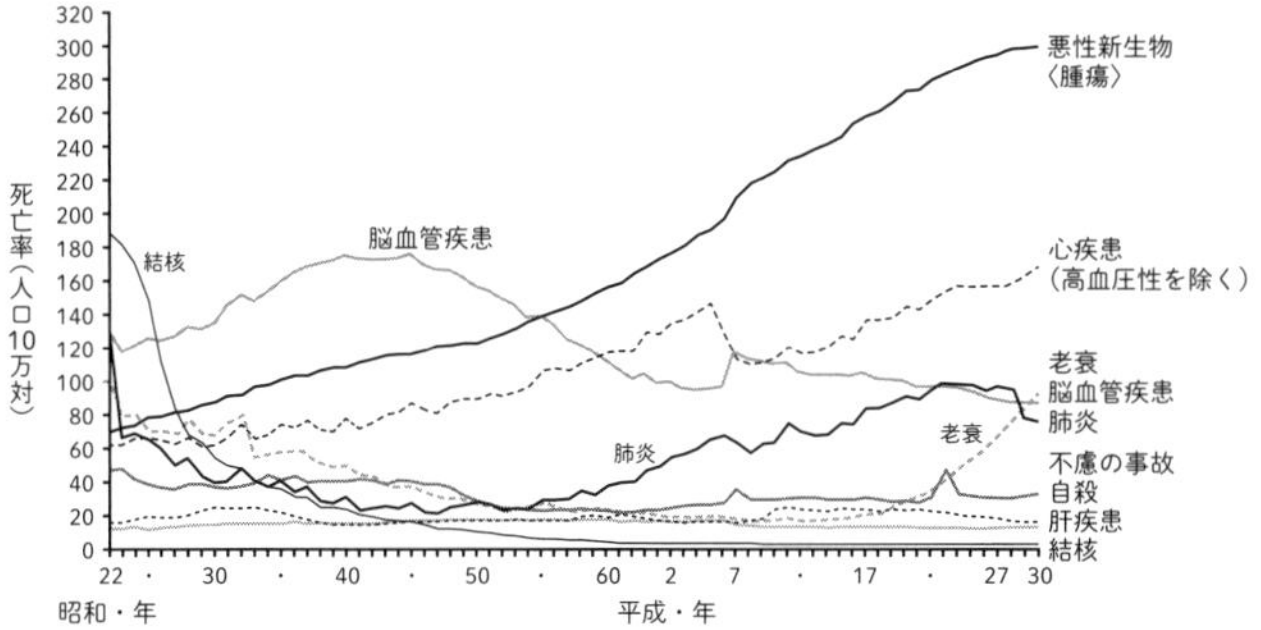

■ 悪性新生物の主な部位別死亡率（人口10万対）の年次推移

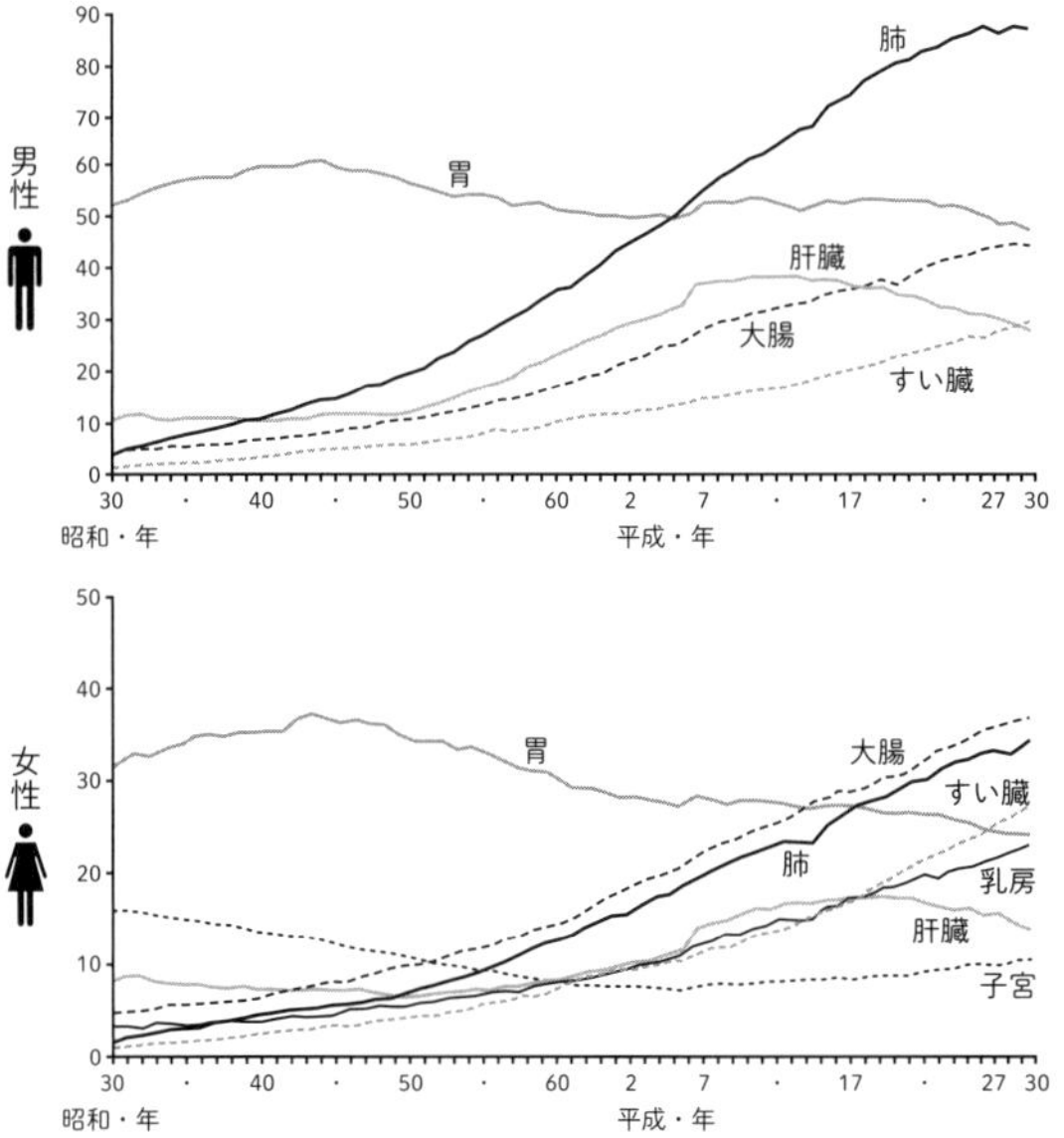

平成30年（2018）人口動態統計月報年計（概数）の概況より

ピロリウイルスと子宮頸ガン」「男性ホルモンと前立腺ガン」などは、ぜひとも覚えてほしい因果関係です。

日常の油断と隙が突然死を招く

ガンを含め、死ぬような病気はたくさんありますが、日ごろから注意してほしいのが突然死につながる病気です。医療が進歩しても、40歳代、50歳代で無念の突然死をする人が後を絶ちません。最近ではスポーツ選手の若死にも目立っています。

平均寿命は確かに延びていますが、65歳までに死んでしまう人の数は、ほとんど変わっていません。医療の進歩で発症後に救えることが増えましたが、食生活の欧米化のためか、心筋梗塞などの突然死につながる病気を発症する人が増え過ぎているのです。

「まだ30歳代なのに、ジョギングに行くと言って外に出て２００ｍも走らないうちに胸を押さえてしゃがみ込み、そのまま死んでしまった。死因は心筋梗塞」などは決して珍しくありません。ゴルフ中に心筋梗塞を起こす人も稀ではありません。

また、ストレスが関与したときに、あっけなく脳梗塞を起こすことがあります。総理大臣を経験している大政治家が脳梗塞を起こすのは、たいてい人間関係の大きなもめごとが関係しています。

有能な部下が退職すると言い出した直後に、心筋梗塞を起こす上司もいます。人間関係のストレスは、心筋梗塞、脳梗塞の発症因子で、働き盛りにも多いのです。

突然死で多いのは、心筋梗塞、脳梗塞、脳出血、くも膜下出血、大動脈瘤《りゅう》破裂です。心筋梗塞、脳梗塞は50歳以下の若い人にも増えており、脳出血は発症が高齢化し、くも膜下出血は男性では60歳以下に多く、大動脈瘤破裂は60歳以上に多い、ということは知っておいてほしいものです。この5つの病気は、発症のメカニズムもよくわかっており、予防方法もほぼ確立しています。

心筋梗塞、脳梗塞を予防するには、発症のメカニズムを覚えて、日常の食生活、栄養素の摂取にひと工夫加えればいいだけです。脳出血を予防するには、若いときからタンパク質をしっかりと摂取して、血圧に気を使えばいいのです。くも膜下出血と大動脈瘤破裂を防止するには、ＭＲＩ検査、ＣＴ検査を数年に1回行えばいいのです。

それをしないで、突然死してしまうのは、油断と隙以外の何物でもありません。

くも膜下出血と大動脈瘤《りゅう》破裂は、
日ごろの健康管理の努力とはあまり関係なく、
宿命的なものになります。
検査を受けて、
「自分の身体に脳動脈瘤はない」という確証、
「大動脈瘤はない」という確証を
得ておきたいものです。

「経験のないひどい頭痛」に要注意

平成22（2010）年、まだ37歳のプロ野球コーチが、本塁付近でシートノック中に意識を失って倒れ、回復することなく、5日後に死亡する出来事がありました。くも膜下出血でした。当日は関係者に対して、「ひどい頭痛がして、昨夜は2時間しか眠れなかった」と言っていたそうです。

くも膜下出血は、まだ若い40歳前後から60歳くらいまでの男性に発症しがちです。女性の場合は、80歳まで発症がみられます。発症するときは次のような経過になります。

「42歳男性。金融機関勤務。2年間のニューヨーク出張から帰国し、支店長に任命された。就任してから7日目、昼食時にウッと叫んで椅子からくずれおちた。同僚が抱え上げようとしたが、すでに呼吸が止まっている様子だった。救急車で病院に搬送され、人工呼吸器につないだうえでCT検査が行われ、くも膜下出血と診断された。手術不能と判定され、1週間後に死亡した。なお、支店長就任後すぐに『ひどい頭痛がする』と周囲に話していたが、医療機関を受診していなかった」

くも膜下出血は、発症前にひどい頭痛を訴えることがあります。よく「経験のない頭痛」と表現されます。病院ではこのような患者が来たときは、緊急でCT検査などを行い、脳内に大きくなった大動脈瘤がないかどうかをチェックします。

遺伝も生活習慣も関係ない

このくも膜下出血は、日ごろの健康管理とはあまり関係なく、生まれたときからの宿命的なものになりますので困りものです。つまり、「オギャー」と生まれた瞬間から、将来は、くも膜下出血を発症することが運命づけられているのです。母親の子宮の中で、その原因は作り上げられます。

母親の子宮内で胎児として発育する際に、脳が形成されると同時に、その脳の表面に脳動脈が作られます。この脳動脈は枝分かれしながら作られていきますが、枝分かれの部分でたまたま、動脈の壁が薄い状態になってしまうことがあるのです（イラスト①－a）。

これは両親から引き継いだ遺伝ではありません。また、母親が「喫煙していた」「妊娠中に身体的な無理をしていた」「妊娠中に精神的なストレスがあった」「お酒を飲んでいた」などと

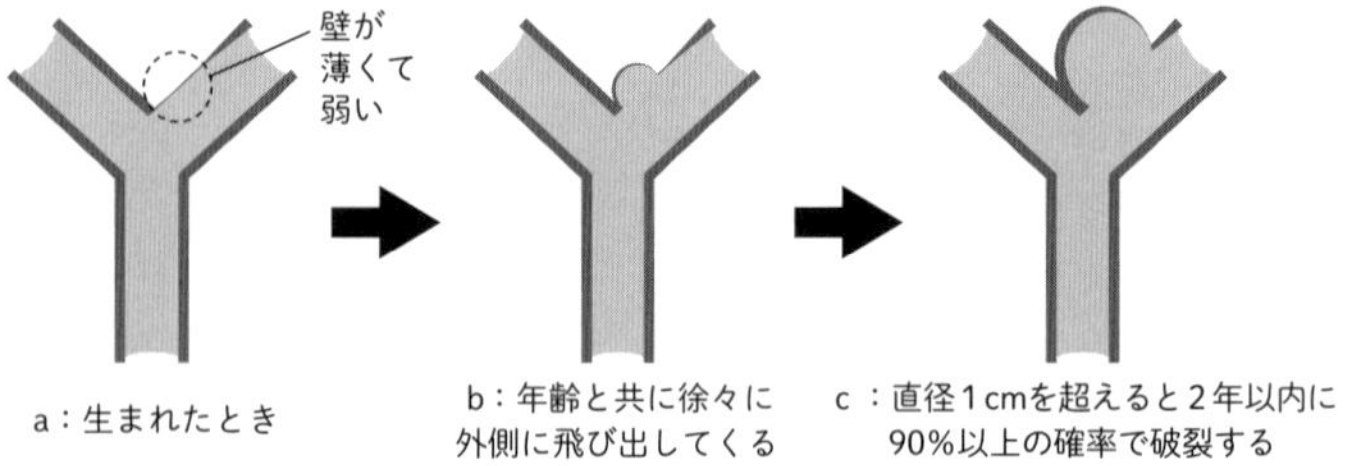

a：生まれたとき
b：年齢と共に徐々に
外側に飛び出してくる
c ：直径１cmを超えると２年以内に
90%以上の確率で破裂する

イラスト①

の因果関係は乏しく、運の悪い偶然の産物になります。受精時や子宮内での発育中に生じた偶然のエピソードで発症する病気は、「先天性」といわれます。

先天的に脳動脈の分岐部の壁が弱いと、動脈内の血液の圧力に押されて、壁の弱い部分が徐々に膨らみ始めます（イラスト①－b）。この膨らみは、瘤《こぶ》のように見えるので、脳動脈瘤といわれます。瘤は時間とともに大きくなり、直径が1cmを超えると、2年以内に90％以上の確率で破裂します（イラスト①－c）。破裂＝くも膜下出血の発症です。生まれてから破裂するまで、男性の場合は40〜60年、女性の場合は40〜80年です。

脳動脈瘤（イラスト②）が破裂すると、頭蓋骨と脳の間に大量の出血をきたします。心臓が収縮するごとに、強い圧力で血液を押し出していきます。頭蓋骨の内側の圧力は急速に高まり、脳は、頭蓋骨と背骨がつながっているあたりの穴に向かって押し出されます。その瞬間、意識を失うと同時に呼吸中枢がマヒして、呼吸が止まるのです。この状態になると、「脳ヘルニア

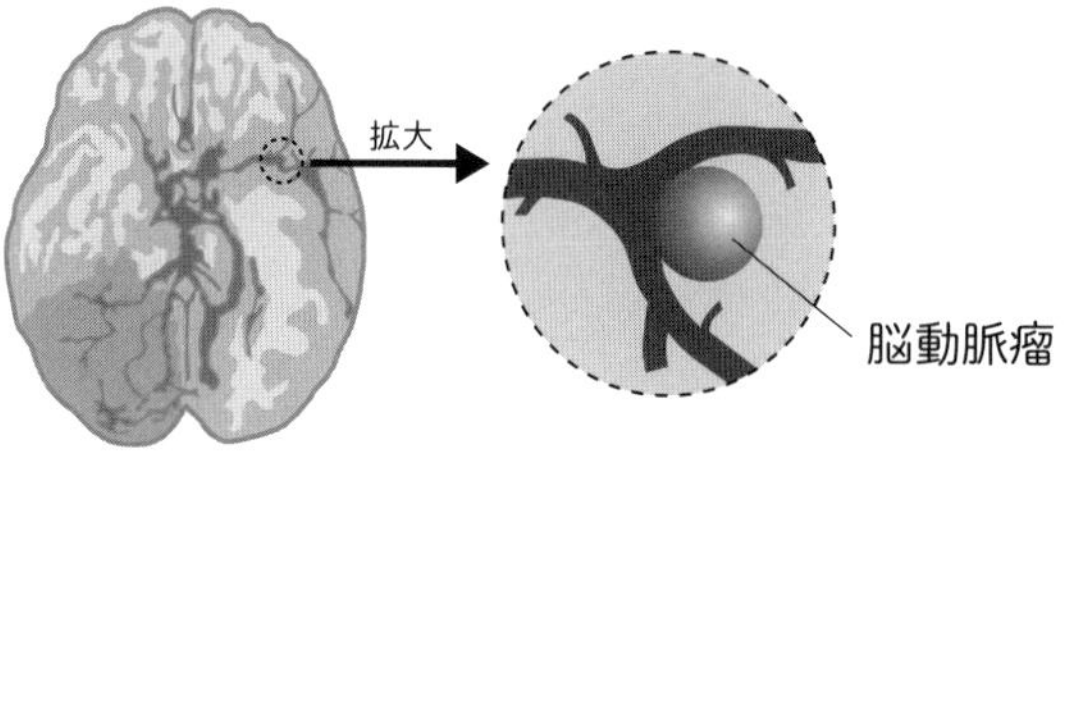

イラスト②

を発症した」という状態になり、もう手術することさえできません。人工呼吸器につないで、頭蓋内圧を下げる治療を行いながら、奇跡を待つばかりになります。少しの出血で済んでいるときや、出血が止まっていて脳機能が維持されているなら、手術して助かることがあります。

男女とも30歳代の後半に、一度は脳ドックを受診して、「脳動脈瘤はない」という確信を得ておきたいものです。

もし見つかったら、

- 慎重にサイズの変化を経過観察する。
- 開頭して、クリップで根元を止める手術をする。
- カテーテルで血管の内側から破裂止めの処理する。

のどれかを選択することになります。

60歳を超えたら大動脈瘤の確認を

60歳を超えると、今度は大動脈瘤が気がかりになります。大動脈の内腔は、通常は直径2cm強くらいですが、大動脈の壁が弱いとやはり膨らんできます。大動脈瘤は、瘤になる場合もありますが、紡錘《ぼうすい》形に膨らむことがしばしばです（イラスト③）。

大動脈が膨らんだ際に、周囲を圧迫して、「声がかれる」「飲み込みにくくなる」などの症状が現れることがありますが、基本的には症状はありません。

直径が4㎝になると、何らかの治療が必要になります。4㎝になっているのがわかっているのに、すぐに治療をせず、ED治療薬を内服して性行為を行ったところ、その最中に大動脈が破裂して、あっという間に死んでしまった、なんてことがたまにあります。

破裂すると、なかなか助かりませんので、大動脈瘤は破裂する前に見つけ出すことが大切です。60歳を超えたら、人間ドックなどでCT検査を行って、「自分の身体には大動脈瘤はない」という確証を得ておきたいものです。

なお、大動脈瘤は、遺伝が関与している可能性もあります。2親等以内に大動脈瘤を発症した人がいる場合は、十分に注意してください。

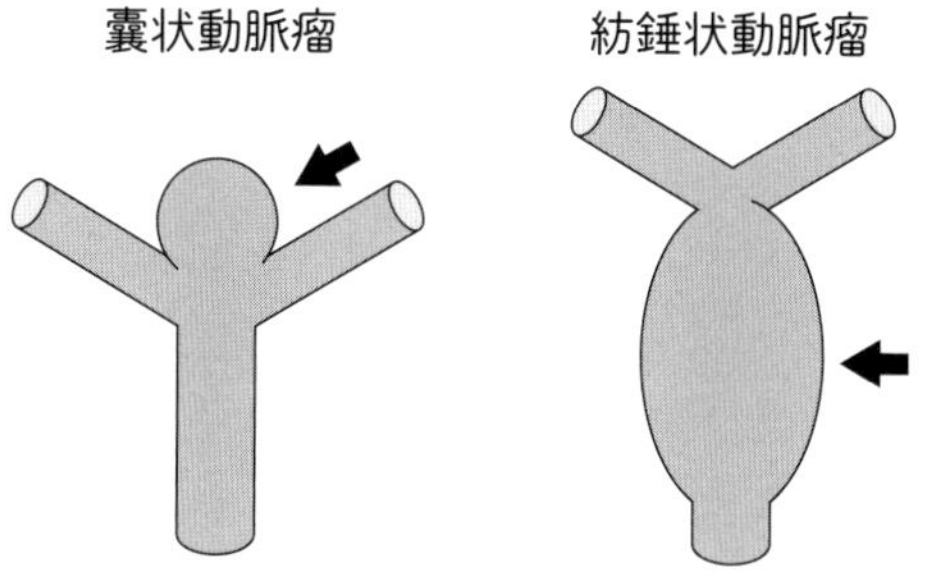

イラスト③

動脈硬化のメカニズムを知ることは、
心筋梗塞や脳梗塞予防の基本の「き」です。
動脈のくびれは炎症反応と連動して、
数カ月間で急速にできあがります。
この急速進行の期間を作らなければ、
動脈硬化の進行は最小限に抑えられます。

「動脈が詰まった」はなぜ起こるのか

動脈の内壁が盛り上がって内腔がくびれてしまう状態を「動脈硬化」と呼んでいます。動脈が「硬く化ける」と書きますが、硬くなることだけを指しているのではありません。

このくびれた部位では、流れる血液が乱流を起こします（イラスト①）。乱流を起こすとその場所に血小板が群れ集まってきます。この現象を血小板凝集《ぎょうしゅう》といいます。

手足などをケガすると出血しますが、かさぶたができて、出血はすぐに止まります。

ケガをした部位では血液が乱流を起こして、血小板を呼び寄せて、凝集していきます。その血小板はやがて固まって一つの凝固塊になります。これが「かさぶた」の実態です。「凝集」と「凝固」。この単語を覚えることが基本の「き」です。凝集と凝固の結果、かさぶたができます。

「凝集」は血小板が濃密に集まってきている状態。まだ塊にはなっていません。濃密に集まった血小板が塊になると「凝固」です。凝固した塊は、動脈内のどこかで詰まります。詰まって栓をするから、凝固塊のことを、「血栓」といいます。

動脈のくびれた部位では、血液が乱流を起こして、ケガをしたの

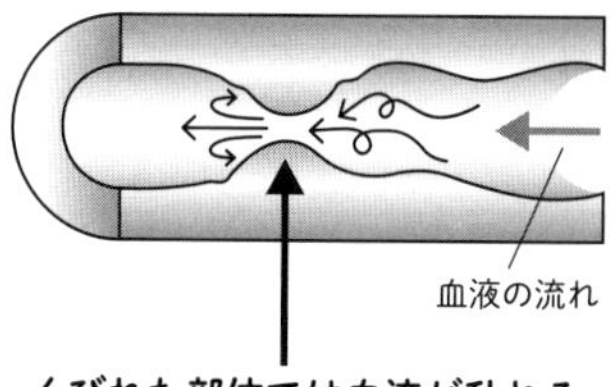

くびれた部位では血流が乱れる

イラスト①

と同じ状態になり、血小板が凝集し、凝固しようとする現象が起こります。血小板が凝固すれば血栓になります。この血栓がくびれた部位をふさいでしまうと、その下流に血液は流れません。「動脈が詰まった」という状態です（イラスト②）。

心臓を取り巻く動脈（冠動脈）で、血栓が詰まれば心筋梗塞です。脳を取り巻く動脈に血栓が詰まれば、脳梗塞です。

太っている人に血栓はできやすいのです。なぜかというと、身体に蓄積した脂肪細胞からＰＡＩ－１という成分が血液中に分泌されるからです。ＰＡＩ－１は凝固を促進します。

血小板はよく凝集しますが、めったやたらと凝固するわけではありません。凝集しても、凝固しないように防止する防御メカニズムがあります。その防御メカニズムをダウンさせるのが、ＰＡＩ－１です。

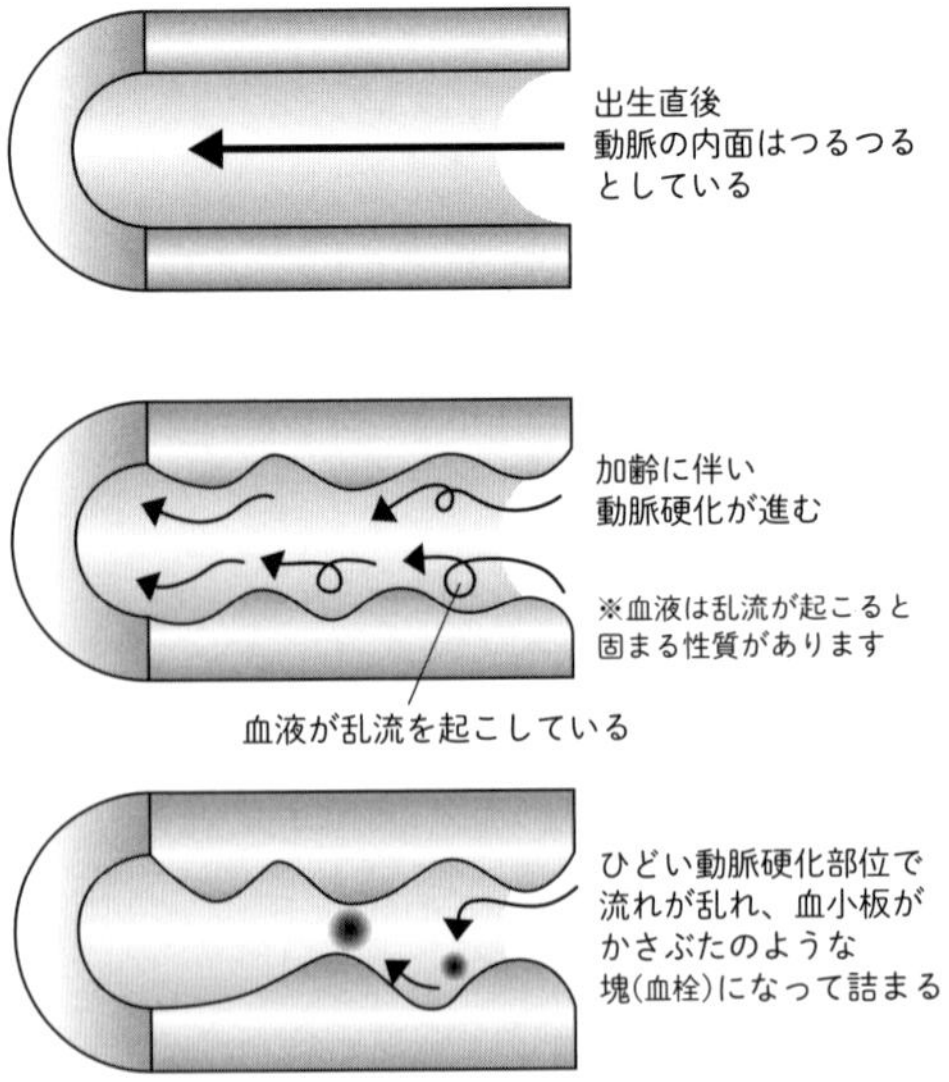

出生直後
動脈の内面はつるつるとしている
加齢に伴い
動脈硬化が進む
※血液は乱流が起こると固まる性質があります
血液が乱流を起こしている
ひどい動脈硬化部位で流れが乱れ、血小板がかさぶたのような塊（血栓）になって詰まる

イラスト②

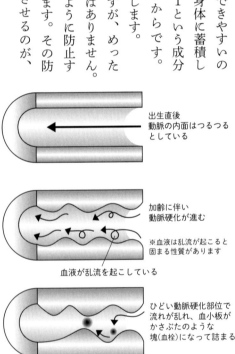

太り気味を気にしている人は、血中のＰＡＩ－１濃度を測定して、自己への戒めにするのがいいでしょう。高ければ、すぐにダイエットに取り組んで、体重を落としてください。「凝集」、「凝固」、「血栓」の３つの単語に慣れていただければ、次のステップです。

「血液ドロドロ」と「血液サラサラ」

血小板が凝集しやすい人は、俗に「血液ドロドロ」といわれます。逆に血小板が凝集しにくい人は、「血液サラサラ」といわれます。

血小板が凝集しやすいか、しにくいかは、血液中のアラキドン酸濃度の影響を受けます。アラキドン酸濃度が高ければ、血小板は凝集しやすいのです。

アラキドン酸というのは、食用油の主成分であるリノール酸が変換されたものです。脂肪摂取が増えると、自動的にリノール酸摂取が増え、アラキドン酸は体内に蓄積します。

一度心筋梗塞を起こした人は、二度目の心筋梗塞を起こさないようにするために、病院からアスピリンを処方されることがあります。アスピリンは、アラキドン酸の作用を抑え、血小板の凝集を抑制し、血栓をできにくくするので心筋梗塞の発症を予防できるのです。

食べ物の成分では、青魚の脂肪分であるＥＰＡ（エイコサペンタエン酸）が、アラキドン酸の作用を抑える働きを持っています。

くびれの原因は炎症反応

なぜ、動脈がくびれるのでしょうか。動脈がくびれさえしなければ、凝集、凝固、血栓は、縁のない現象になります。

くびれは、毎年、徐々にできるのではなく、ある時期の1～3カ月で一気に出来上がります。その部分の内腔の内側を取り巻く細胞に、何かの原因で炎症が引き起こされて、炎症反応の結果、その部分が盛り上がり、くびれてしまうのです。炎症が落ち着けば、くびれはそこで止まります。ですから、その炎症の期間だけ、動脈硬化が進みます。

動脈硬化は、伸びたり、ひねられたり、捻《ね》じ曲げられたりする動脈によく生じます。大腿の付け根の動脈や頸動脈などは、身体を動かすときに、捻じ曲げられます。心臓を取り巻く冠動脈は、心臓がいつも動いているので、伸びたりひねられたりが盛んです。そのような動脈は物理的刺激を受けやすいので、炎症を起こしやすいといえます。

免疫力の強い体質を作る

ある人が心筋梗塞で死にました。解剖して心臓の動脈を見てみると、くびれて詰まっている部分がはっきりわかります。その部分を取り出して、調べてみると、菌やウイルスがウヨウヨいることが判明しています。菌やウイルスがいないこともありますが、いることの方が多いのが実情です。その菌やウイルスとは、肺炎クラミジア菌、歯周病菌、ヘルペスウイルス、サイトメガロウイルスです。

肺炎クラミジア菌は風邪、気管支炎、肺炎を引き起こす菌、歯周病菌は歯茎にトラブルを引き起こす菌、ヘルペスウイルスは口唇ヘルペスや陰部ヘルペスを引き起こすウイルス、サイトメガロウイルスは風邪（まれに肝炎）をひき起こすウイルスです。

これらの菌やウイルスは感染した後、人体に同居し常在します。そして、人体の免疫力が低下したときに、常在場所で増殖し、血液中に放出されて、全身をめぐりながら心臓の動脈の内壁の細胞に潜り込んで炎症を引き起こし、その部分をくびれさせます。

ストレス、過労、睡眠不足、深酒などで、免疫力が低下したときに、菌やウイルスが増殖して、心臓をとりまく冠動脈に入り込み、動脈硬化を進行させるのです。過労死の原因もこの類と推定されます。免疫力の強い体質にしたいものです。

さらに、炎症の起こりにくい体質を作ることも大切です。人の体質は、長年の食生活の結果によりアラキドン酸体質とＥＰＡ体質に分けられます。アラキドン酸体質の人は、この炎症が発生しやすく長く続きます。ＥＰＡ体質の人は、この炎症が発生しにくく、発生しても炎症は長く続かないのです。

「頭脳明晰で、自分の足でどこにでも行ける」
を実現するためには、
まず、脳梗塞の予防を
万全にしなければいけません。
積極的予防医療の心得を持つべきです。

脳梗塞はどのように発症するか

首の左右で脈打つ頸動脈。ここを通過した血液が脳に送り込まれます。頭蓋骨の中の脳は、送り込まれた血液から、酸素と糖、その他の栄養素を取り込み活動します。血液が脳にまったく送り込まれなくなれば、5秒で意識がなくなり倒れてしまいます。5分で脳細胞は死滅してしまいます。

頸動脈は、細い動脈を枝分かれさせながら血液を送り届け、やがて、左右の頸動脈は、眉間の奥、大脳と脊髄の接合部の前方あたりで合流します。ここから、脳の表面を這うように、動脈を枝分かれさせます。枝分かれした先の動脈のどこかが詰まってしまい、その先に血液が巡らなければ脳梗塞の発症、ということになります。

脳梗塞を発症すると死ぬか、身体が不自由になるか、知能に影響がでるかのどれかです。脳梗塞を起こしてしまったら、リハビリに励んでも、身体の不自由は多かれ少なかれ残ります。手足が思うように動かなくなり、会話も普通に行えなくなることがしばしばです。

大きな脳梗塞はたいてい、突然起こります。

「さきほどまで元気だったのに」

「つい昨夜まで、一緒に飲み遊んでいたのに」

などは、よくあることです。政治家、スポーツ選手、タレントに脳梗塞が発症したときは、大きな話題になります。

動脈が詰まる二つのパターン

大きな脳梗塞を発症すると、その直後に脳浮腫という状態がじわじわと生じ、死に至ることもあります。命が助かるかどうかは、発症後1週間が分かれ目になるのです。

太い頸動脈は2本ありますので、片方が詰まってもなんとかなります。しかし、枝分かれして脳の表面を這っている動脈が詰まると、その先の血流がなくなり、脳梗塞の発症になります。どのようなケースで詰まってしまうのかというと、二つのパターンがあります。

一つは、動脈の局所に動脈硬化が発生し、内腔がくびれたところに血小板が集まって、血栓ができて詰まってしまうというパターンです。くびれる原因には、高血圧や糖尿病、あるいは「血糖値がやや高い（糖尿病予備軍）」などが関与します。

もう一つは、頸動脈を通じて何かの塊が流れてきて詰まってしまうパターンです。多いのは心臓の中にできた「血液の凝集塊＝血栓」です。心臓のポンプとしての動きが順調、快調でないと、心臓の中で血液の流れのよどみができ、そこで血栓が出来上がります。その血栓は心臓の中でうろうろしていますが、何かの拍子に大動脈へと運び出されます。それが運悪く頸動脈に流れ込むと、その先の脳動脈に詰まってしまうのです。心臓内に血栓を作ってしまう心臓の病気としては、心房細動が多いです。この場合、血栓ができるときは、「血小板凝集→凝固」の手順をとることになります。

ところで、頸動脈の内壁にできた「プラーク」といわれるものも、詰まりの原因になります。首を動かすと頸動脈は伸ばされたり、ひねられたり、曲げられたりします。そういう部位には、物理的刺激も受けるので、動脈硬化が発生しやすく、その動脈硬化産物の塊(プラーク)がはがれて、流れ出てしまうことがあります。それがその先の脳動脈に詰まるのです。人間ドックなどでは、その頸動脈のくびれやプラークの有無を超音波検査でチェックすることもあります。

血圧の高い人に多い「隠れ脳梗塞」

脳の表面の動脈から枝分かれしたごく細い動脈が、脳そのものの中に入り込みます。その動脈はどんどん細くなって毛細血管につながります。脳の細胞の隙間には、毛細血管が張り巡らされ、酸素と糖、栄養素を脳細胞に送り届けます。それらの脳に必要な物質の供給が途絶えてしまえば、その部分の脳細胞は死滅します。

それが頻繁に起こると、小さな脳梗塞があちこちにできてしまいます。小さい脳梗塞なので、何の症状も出ないことがあり、「隠れ脳梗塞」といわれています。血圧が高い人に多いのです。小さい脳梗塞が積み重なると、人間性、性格が変化することがあります。年をとって急に怒りっぽくなったりした場合、脳のＣＴやＭＲＩをとって、脳の奥深いところに脳梗塞ができていないかを確認してみるのもいいでしょう。

人間関係のストレスで動脈が硬くなる

脳梗塞の原因のほとんどは血小板が固まってできた血栓です。くびれた部位で、動脈に弾力性があれば、この血栓はできにくいのですが、動脈に弾力性がなければ、血栓はできやすくなります。ストレスが強いときは、動脈が硬くなり弾力性が低下します。

特に人間関係のストレスは、脳梗塞の大敵です。脳梗塞で倒れた政治家を思い出してみてください。誰かが派閥から独立した、誰かが離党して新党を作った、などの人間関係のもめごとの直後に脳梗塞を起こしています。

動物実験で、ラットの尻尾にハリ刺激を与えるストレス実験があります。ラットの腸間膜を引っ張り出して、血管内の血流を顕微鏡下で見ます。その状態で、尻尾にハリ刺激を与えると、血流はたちまち滞り、血小板が固まろうとします。これが人体で生じているのかと思うと怖くなってきます。ハリ刺激をやめると、血流はすっと改善して、すいすいと流れるようになります。ここで、ラットの鼻先にたばこの煙を漂わせます。すると、腸間膜の血流は、またしても滞るのです。タバコが血栓の原因になっていることがわかります。

このような実験の際に、ラットにあらかじめ青魚成分のＥＰＡ（エイコサペンタエン酸）を投与しておくと、血流は滞らずに、すいすいと流れます。ＥＰＡの効果は大きいものだなあ、と感心します。

食生活が欧米化して、魚食が減っています。そのため脳梗塞の発症が増えています。脳梗塞は一発で人生を台無しにしますので、「ストレスだなあ」と思うとき、特に人間関係のストレスがあるときは、ＥＰＡをサプリメントでたくさん摂って、脳梗塞を予防しておきたいものです。

動脈硬化を防止するため、あるいは、血栓ができるのを防止するために、「睡眠不足を避ける」「ストレスを避ける」「過労を避ける」「血糖値が上がらないようにする」「血圧が上がらないようにする」などは、「あれはダメ」「これはダメ」という禁止設定を積み重ねることであり、消極的予防医療と名づけられます。

それに対して、ＥＰＡをしっかり摂取しようとすることは、「これに前向きに取り組むことによって予防・防止する」を実行することであり、積極的予防医療の一環となります。

頭脳明晰のまま元気で長生きしたいのなら、
血糖値は見事に
コントロールされていなければいけません。
やや高め、という程度でも、
脳梗塞の発症率は4倍以上のイメージです。
ただし、血糖値が高くても、
頭脳明晰で長生きを目指すための方法は、
あるといえばあるのです。

その血糖値は、何かの手を打つ必要があるか

血糖値が高めだというだけで、心筋梗塞の発症率は2倍以上、脳梗塞の発症率は4倍以上、というイメージを持たなければいけません。血糖値があまりに高く、糖尿病といわれた場合は、加齢とともに身体がボロボロになります。まじめに治療に取り組むべきです。

自分の血糖値が高いかどうかは、どうやって判定したらいいのでしょうか？　血糖値は、日常生活の中で連続的に変動していますので、人間ドックの結果のように、A、B、C、Dなどときれいに分けられるものではありません。

知りたいのは、「何もしなくても大丈夫なのか、それとも何かの手を打たなければいけないのか」です。

それを見極めるために3つの観点で身体をチェックします。

一つは、上がったり、下がったりする血糖値の平均レベルです。通常、朝起きた直後の血糖値は、１００mg／dℓ以下です。食事をするとその直後から血糖値は上がりますが、それでも１４０mg／dℓ以上にはなりません。空腹になると血糖値は、70mg／dℓくらいまで下がります。その上下する血糖値の平均レベルは、ヘモグロビンＡ１ｃ（エーワンシー）の数値で表されます。この数値が、５・５％以下なら大丈夫。５・６％以上なら危ない、何

かの手を打たなければいけない、というイメージを持ってください。

もう一つは、食事直後の血糖値です。食事直後だけ、ポンと160mg／dℓ以上に上がる人がいます。血糖値の平均レベルは正常範囲（ヘモグロビンA1c5・5％以下）なのに、食事直後だけ一時的に高くなるのです。この場合、動脈の内壁がダメージを受けやすく、動脈硬化が進行しやすいので、何か手を打たなければいけません。

この食事直後の短時間の高血糖は、「血糖スパイク」といわれます。その有無は、市販している検尿のスティックで調べることができます。まず、食事の直前に排尿してください。そして、食事をしたら、その1時間半後にもう一度排尿し、検尿スティックで調べてください。食後の尿糖が（＋）になっていたら「血糖スパイクあり」と判定できます。

最後の一つは、低血糖発作の有無です。食事をした3〜5時間後くらいに、空腹感とともに手足が震える、冷や汗が出る、脱力感が出る、いてもたってもいられなくなる、という症状が出て、「何かを食べなければ気が済まない」という気分になることがあります。それが低血糖発作です。食事の直後に血糖値が上がり過ぎたため、すい臓から過剰にインスリンが分泌され、余ったインスリンが血糖値を下げ過ぎるために発症します。低血糖発作がある場合、血糖値の調節能力が弱いということです。将来、糖尿病になる前兆です。

この3つをすべてクリアしているなら、血糖値に関しては安心してください。一つでも引っかかるようなら、将来が心配です。心筋梗塞、脳梗塞はもとより、目が見えなくなる（糖尿病性網膜症）、人工透析が必要になる（糖尿病性腎症）、手先、足先がしびれて腐ってくる（糖尿病性神経障害、壊疽《えそ》）リスクを持っていることになります。

飲み物や歩き方を変えるだけでリスクが低下

血糖関連のリスクがある、と思ったら、次の5つに取り組んでください。

真っ先に取り組まなければいけないのは、飲み物の変更です。糖分の入っている飲み物（ジュース類、スポーツドリンクなど）は、血糖値を急峻《きゅうしゅん》に立ち上げますので、すぐに中止してください。お酒が好きな人は、甘口の白ワイン、日本酒、柑橘系で割った焼酎（○○サワーなど）はすぐに中止です。その他のアルコール飲料は、ヘモグロビンA1cの数値を見ながら、許容範囲を定めてください。なお、痩せていて、お酒が好きで、血糖値が高いという人は、禁酒生活にするのもやむを得ません。これらは、禁止の設定です。

次は「おすすめ」の設定です。食後の高血糖を抑える飲み物がいろいろと研究開発され、○○茶として商品化されています。日ごろ摂取する水分は、必ずそのタイプにしてください。歴史的に桑葉は血糖上昇の抑制効果で知られていますので、桑の葉茶がいいように思います。毎日、摂取している飲み物に気を使うだけで、リスクは一気に低下します。

次に取り組むのは、歩き方の変更です。漠然と歩いてはいけません。自分より10～50m前を歩く人を見つけ、「追い越してやる」という気持ちで歩くのです。自動的に早歩きになります。追い越したら、次の標的（？）を見つけます。

次は、身近なスポーツの開始です。卓球、ボーリング、バドミントン、ゴルフ室内練習など、室内でできるスポーツで好きなものに取り組んでください。気が向いたときに、そのスポーツに取り組むだけで、身体全体が引き締まり、血糖関連リスクは低減します。

その次が、太り気味なら体重の減量です。身についている脂肪細胞はインスリンの作用を邪魔しますので、脂肪が多いと血糖値を下げるために大量のインスリンが必要になります。すい臓のインスリン合成能力を超えてしまうと、重度の糖尿病へと進歩します。すい臓でのインスリンが枯渇すると、インスリンの注射が必要になるだけでなく、やがてすい臓ガンが発生してきます。体重を減らすことに執念を燃やしてください。

血糖値が高くても健康を守りたいなら

40～50歳代から、ヘモグロビンA１ｃが８％を超える状態が続くと、80歳までに、網膜症、腎症がたいてい発症します。眼の網膜、腎臓、神経周辺に集まっている細い血管がダメージを重ねるのです。これらは、糖尿病の合併症として有名です。

ヘモグロビンＡ１ｃが８％以下であっても、５・６％以上あるなら、動脈の内壁の細胞がダメージを受けます。動脈硬化が進みやすく、心筋梗塞、脳梗塞の発症率が上昇します。５・６％以上の糖尿病予備軍を長く続けた人は、小さな脳梗塞を頻繁に起こし、だんだんと知的能力、身体能力が低下します。また、注意してほしいのは大腸ガンです。「血糖値が高め」で長く経過観察していると、いつの間にか、大腸ポリープ、大腸ガンができていることがよくあります。血糖だけでなく、大腸に注目することを忘れてはいけません。

血糖値がある程度高くても、健康を守りたい場合は、どうしたらいいのでしょうか？その場合は、「ＥＰＡ（エイコサペンタエン酸）体質になればいい」と思ってください。

人の身体は長年の食生活の結果、ＥＰＡ体質とアラキドン酸体質に分かれます。青魚の油成分であるＥＰＡをたくさん摂取すれば、ＥＰＡ体質を作ることができます。血糖値が高いことによる動脈へのダメージは、ＥＰＡが防いでくれます。また、ＥＰＡ独自の作用で神経障害、心筋梗塞、脳梗塞に対しては直接的な予防効果があります。もちろん、ＥＰＡの有効性にも限界がありますから、過信は禁物です。

「あれはダメ、これはダメ」を積み重ねる健康管理より、「こうすれば大丈夫」を見出していく健康管理に、大きな価値があるのです。

血圧が、上で160㎜Hg、
下で110㎜Hgを超えているなら、
血圧の薬を飲むべきです。
それ以下でも、肩こり、疲れやすい、頭重感、
頭が冴えない、軽い頭痛がある場合は、
試しに血圧の薬を飲んでみるといいでしょう。
「試しに飲んでみる」を恐れる必要はありません。

１８０㎜Hgを超えたら異常事態

高血圧緊急症という状態があります。何かの拍子に血圧が、１８０／１２０㎜Hg以上に上がってしまい、臓器に障害をもたらしている状態です。この場合、脳出血、くも膜下出血、心筋梗塞、大動脈解離、大動脈瘤《りゅう》破裂などの突発的な病気を発症しやすくなります。長く続くと腎障害が現れます。

急に血圧が上がるのは、ストレスによる交感神経の異常興奮、急激な寒さ、痛みや苦しみ、トイレでいきんだときなどの日常生活内のことが原因の場合もありますし、脳梗塞を発症した直後などでも起こります。

血圧の上が１８０㎜Hgを超えるのは異常事態である、と知っておいてください。

平成元（１９８９）年ごろは、健康診断などで、上の血圧が１８０㎜Hg以上の人がときどき見つかったものです。昔はかなりの高血圧であっても、治療せずにそのままにされていた人が多かったのだろうと思います。

また、戦後すぐのころは、平均寿命が52歳でしたが、高血圧性の疾患で死亡する人が確かに多かったのです。平成の時代が進むにつれ、高血圧のまま放置されている人は激減しました。血圧に関する啓蒙活動のおかげだとは思いますが、同時に、自分で測定できる簡易な血圧測定器が普及したおかげだとも思います。スポーツクラブ、ゴルフ場、温浴施設など、どこにでも自動血圧測定器が配置されています。たまに血圧を測定して、自己満足を得たり、驚いたりするのは、健康管理の意識付けとなるので、いいことです。

日ごろの塩分摂取量で血圧調整を

血圧が一日のうちに著しく変動する人がいます。朝起きたときは、１２０／70㎜Hgくらいなのに、会社に着いた途端に、１７０／１００㎜Hg以上に上がる人もいます。

夕方になると、だるくて、しんどくなり、やる気がなくなると訴えていた人が、血圧を測定してみると90／60㎜Hgくらいに下がっていて、本人がびっくりしたことがあります。その人の日ごろの血圧は、１５０／90㎜Hgくらいでした。何かの原因で、夕方の血圧が異常に下がって、「だるい、しんどい、やる気が出ない」になっていたのです。その原因は、降圧剤の内服でした。近所の病院で、「血圧の上が１４０㎜Hgを超えているのは危ないよ」と言われて降圧剤を内服していたのです。

お酒を飲んで酔っている最中の血圧は低く、飲み過ぎた翌朝の血圧は高くなっています。

血圧が低い人は、朝は身体がだるくて、元気が出ないことがしばしばです。上の血圧が１００㎜Hg以下なら、そうなりがちです。血圧を高めたければ、塩分摂取量を増やすといいです。毎朝、大きな梅干と濃い味噌汁を飲み続けていれば、そのうち血圧が上がります。

昼食にラーメンやそばを食べて、たっぷりのスープを飲み切る人の中で、食後しばらくはだるくてしんどくなる、という人がいます。体内に大量の塩分が入ってきて、血液中の塩分濃度が高まっているのです。つまり、高ナトリウム血症になり、そのために倦怠《けんたい》感が出ているのです。塩分を尿中に排泄するために腎臓が猛烈に働いています。

腎臓を猛烈に働かせると、血圧が高くなってきます。「塩分をたくさんろ過しなければいけない。もっと腎臓に血液をよこせ」とばかりに、血圧をあげる物質を腎臓が分泌してしまうのです。塩分摂取量が多いと、血圧が上がるというのは、そういう理由なのです。血圧が微妙に高いくらいの人は、日常的に摂取している塩分を多く含む料理を減らして、血圧の変化を見てください。

高血圧の許容範囲とは

どれくらいの血圧がいいのでしょうか？　１８０㎜Hg以上の高血圧は治療しなければいけないのは当然ですが、「ちょっとした高血圧」の場合、どれくらいなら許容範囲なのかが気になります。何せ、高血圧が続くと脳卒中や心筋梗塞のリスクが高まるといわれているので気になるところです。

１９８０年代半ばごろまでは、１６０／１１０㎜Hg以上は、高血圧として降圧剤を使うべきだとされていました。１９８０年代半ば以後、高血圧の治療薬が次々と開発されて新薬ラッシュとなり、それに応じて治療する血圧のレベルを下げようという機運が盛り上がりました。その結果、１３０／85㎜Hg以上は降圧剤で下げるべきだという意見まで出ました。新薬が開発されたので、治療しなければいけない血圧の範囲を変更してまで患者を増やそうとするのが滑稽ですが、とにかくそのような話になったのです。

その後、世界的に研究が進み、血圧の薬を使うことのデメリットも取り上げられるようになりました。結局、元の１６０／１１０㎜Hg以上は、降圧剤で治療した方がよかろう、という話に落ち着いています。それ以下の場合は、降圧剤を飲むか飲まないかは、本人の好き好きで構いません。

降圧剤を内服しても、血圧が下がらないことがあります。薬を変更しても下がりません。そんなときは、二次性高血圧の可能性があります。二次性高血圧というのは、身体の中に、何かの病気が潜んでいて、それが原因で高血圧になっているものです。病院では、その潜んでいる病気を探すための検査を行うことになります。

「試しに」降圧剤を内服してみる

軽い高血圧のために、ちょっとした体調不良を引き起こしていた、ということもあります。140～150／90㎜Hgくらいの血圧の人で、「頭が重い」「だるくてしんどい」「肩が張る」「頭が冴えない」と感じていた人が、軽い血圧の薬を飲んでみたところ、「あの症状がなくなって体調がよくなった」ということは、しばしばあります。

「なんかしんどいなあ。さえないなあ」と思うときは血圧を測定してみてください。高めだったら、試しに降圧剤を内服してみるといいです。たまたま、そのときだけ血圧が高めだった、ということもありますが、気にしないで薬を飲んでみてください。降圧剤は、医師に処方してもらわなければ手に入りませんので、医師に頼んでみるといいです。

「一度飲み始めたらやめることはできない」

「急に薬をやめたら大変なことになる」

と脅されることもありますが、この場合は聞き流してかまいません。もちろん、本格的な高血圧で薬を飲んでいる人は勝手にやめてはいけません。

試しに血圧の薬を飲んでみて、気になっていた体調不良が変わらなければ、その降圧剤はすぐにやめればいいです。

気になっていた体調不良が解決したなら、そのまま飲み続ければいいです。そのうち、薬なしでも、血圧が下がったな、という実感があれば、その降圧剤をやめても構いません。

薬を飲んでコレステロールの数値を下げても、
それほどいいことはありません。
コレステロール値が高いなら、
数値そのものを気にするのではなく、
コレステロール値が高くなってしまった
食生活を振り返って改善することが先決です。

コレステロール元凶説は崩れつつある

コレステロール値を下げる薬が開発されて30年以上経過しました。しかし、薬を飲んでも心筋梗塞の発症率は下がらなかった、というデータが相次いでいます。多くの医学研究者が提唱してきた「コレステロール元凶説」は瓦解しつつあります。

コレステロールが発見されたのは、1700年代後半です。以後、長い研究の歴史の中で、人体の細胞膜を構成する成分として、また体内の調節機構に深く関与するステロイドホルモンの原料として、重要な役割を果たしていることが知られました。

しかし、1960〜70年代には、動脈硬化を進行させる原因物質であるといわれ始め、心筋梗塞の元凶として扱われるようになりました。脂肪摂取量が増えると、身体にいくつかの変化が起こります。その変化の一つがコレステロール値の上昇です。他の変化は注目されず、コレステロールばかりが研究されました。コレステロール値を下げる薬が完成したのが1980年代です。

そこから20年が経過したころから、薬でコレステロール値を下げても死亡率が低下しないというデータが相次ぎ発表されました。脂肪摂取量が増えたときの身体の別の変化の方が重要だったのです。

薬の問題だけでなく、食品とも密接に関係していますので、商業上の利益、不利益が関与して、コレステロールに関しては、真偽入りまじった情報が乱れ飛ぶことになりました。コレステロールの真偽と功罪をまとめなければいけません。テーマを絞ってお話しします。

「食生活の内容で、コレステロール値は変動する」は、真実である。

食べるもの、食べる量によって、コレステロール値は変動します。牛、豚の脂身、乳製品をとるとコレステロール値は上昇します。食べ過ぎて体重が増えると、たいていコレステロール値は上昇します。また、粗食になって栄養不良になると、コレステロール値は低下します。食生活の内容によってコレステロール値が変動するのは、確かな事実です。

初期のころから言われていた「コレステロール値が180〜240㎎／dℓである人の平均寿命が長い」も真実である。ただし、女性では、閉経後に240㎎以上になっても、平均寿命は短くならない。

ある食生活の結果、コレステロール値が240㎎／dℓ以上になっている場合、そのコレステロールそのものが原因なのか、あるいは、元の食生活が原因なのかは不明ですが、とにかく心筋梗塞の発症率が高まり、死亡率は上昇します。

コレステロール値が180㎎／dℓより低い場合、これまた死亡率は上昇します。この結果は、コレステロールが身体の構成成分として重要であることを物語っています。

女性の場合、閉経後は自動的にコレステロール値が高くなります。300mg／dℓくらいになっても、心配する必要はありません。むしろコレステロール値が高い方が、平均寿命が長いことが示唆されています。栄養状態がいい方が長生きできるのでしょう。

「コレステロール値を薬で下げれば、平均寿命は長くなる」は、怪しくなった。

1980年代後半に、コレステロール値を下げる薬（スタチン系薬剤）が開発され、瞬く間に世界の先進国に広がりました。そして、薬でコレステロール値を下げたら死亡率が低下した、という研究データが出されました。

しかし、平成16（2004）年、それらの研究データを作成した研究委員の大半が、コレステロール薬の製薬会社から利益供与を受けていることが判明し、それに対する罰が設けられ、利益供与を受けている研究者が委員会から駆逐されました。すると、以後は、コレステロール薬を内服しても死亡率は変わらなかった、という調査研究データが相次いでいます。

それどころか、隠されていた副作用率の高さが露見しました。睡眠不調、記憶力低下、筋力低下、性機能低下など、「年をとったから」といわれていたものが、コレステロール値を下げるスタチン系薬剤の副作用であったことが判明したのです。

「コレステロール値が180〜240㎎／dℓになる食生活を営めば、寿命は長くなる」というのが真実かもしれない。

コレステロール値が高くなるということは、脂肪の摂取量が多いということです。脂肪摂取量が増えると、リノール酸の摂取量も多くなります。リノール酸は、アラキドン酸に変換されて蓄積されます。すると、血小板凝集能が高まり、心筋梗塞の原因になります。

食べ物の種類、食べる総量を工夫して、体重管理も行き届かせ、コレステロール値が180〜240㎎／dℓになるような食生活を築けば、アラキドン酸蓄積も少なく、ほどよい食生活を営んでいることになる。こう言い換えたなら、それは真実であろうと思います。

コレステロールの功罪

食生活、特に脂肪摂取量の問題が、病気の発症と連動しているのだ、ということを教えてくれるのが、コレステロールの大きな価値です。

「コレステロール値が高すぎるなら、食生活の何かを間違えている。なんとかしなさいよ」と注意喚起してくれることの意義は大きいです。

一方、コレステロール値を下げる薬が開発されたことによって、薬の売上を増やすために過剰な恐怖心をあおる情報発信が相次ぎ、コレステロールは大きな罪を犯しています。

「220mg／dℓ以上は危ない」と最前線の開業医までもが洗脳されています。コレステロール薬の売上を増やしたいばかりに、一時は、「200mg／dℓ以上は危ない」というストーリー作りがなされたほどです。恐怖心のために薬を飲み続けるようになり、いつのまにかその薬の副作用に蝕まれていく人がいるのは、コレステロールの大罪です。

コレステロール値が高いことでの人体への直接的な悪影響は小さく、食品、医薬品をめぐって、人の思惑が関与する人災的な罪が大きいのです。

コレステロールの薬はどうあるべきか？

コレステロール値を下げる薬が健康保険適用でなくなれば、患者側は自らいろいろ学ぼうとします。このページに記載した内容も一生懸命に読み、自己の身体を管理するベストチョイスを考えてくれるでしょう。「コレステロールの薬を飲まなければ早死にしてしまう」という洗脳から脱却できる人も現れます。

コレステロールの薬に関しては、「飲んでいれば安心」と思う人は、飲んでいればいいのですが、「飲みたくないのに飲んでいる」という人はやめていいのです。飲んだからといって十分なメリットが確実に期待できるわけではありません。

血中のＥＰＡ濃度が高いほど、
心筋梗塞、脳梗塞は減ります。
食生活が欧米化すると、
体内にアラキドン酸が蓄積します。
このアラキドン酸が、近年増加している病気
（心筋梗塞、脳梗塞、大腸ガンなど）の元凶です。
アラキドン酸の作用を抑えてくれるのが、
青魚成分のＥＰＡです。

血圧、血糖値と並んで大切なEPA値

EPAというのは、青魚に含まれる脂肪成分の一種で、「エイコサペンタエン酸」の略語です。脂ののったサンマ、イワシに多く含まれています。アジ、サバ、マグロ、カンパチなど、海の表層を泳ぐ魚に多い成分です。それらをよく食べる人は、血中のEPA濃度が高くなり、心筋梗塞や脳梗塞などの血栓症の発症率が低下します。EPA濃度は、血圧、血糖値と並んで、健康管理上、最も大切な数値の一つです。

人間ドックなどで、血中のEPA濃度を測定していないところが多いです。EPA濃度が低い、となると「食生活を改善しなさい」になります。人間ドックは、「潜んでいる異常を見つけ出して、病院に送り込む」という医療機関の前衛組織としての目的で発祥したので、生活改善にしかならない項目は、なかなか採用されなかったのです。

EPA濃度は絶対濃度ではなく、アラキドン酸に対する比でチェックします。

EPA：アラキドン酸＝1：2以下【理想値】
1：2〜3【許容範囲】
1：3〜5【要注意・改善の余地あり】
1：5以上【危ない身体】

コレステロール仮説の広がり

理系人間で、研究活動が好きな人は、このまま読み進めてください。好きでない人は、次の［16］（104ページ）に進んでください。

1940年代、アメリカでは心筋梗塞死の頻度が増える一方でしたが、北欧4カ国では1940（昭和15）年から1942（昭和17）年まで心筋梗塞死がいったん低下し、その後再び上昇していました。

1940年から42年というのは、第二次世界大戦中でヒットラーによる食糧徴発のために、北欧4カ国は粗食になっていた時期です。つまり「粗食になれば、心筋梗塞が減る」ということです。

食べ物の成分のうち、粗食になってどの成分が最も減ったのかを調べたところ、脂肪の摂取量が減っていたため、「脂肪の摂取量が減ると心筋梗塞が減る」という発見につながりました。それは「脂肪摂取量が多いと心筋梗塞が増える」ということであり、今では当たり前のことですが、当時としては大発見だったのかもしれません。

1960年代には、脂肪の種類の中でも、牛や豚などの動物に多く含まれる飽和脂肪酸の摂取量が増えるとコレステロール値が増加することがわかり、「コレステロールが動脈硬化を促進し、心筋梗塞を増やす」という仮説が立てられました。この仮説は、「コレステロール値を下げる医薬品」の開発に直結しますので、製薬会社から出てくる莫大な資金の元に研究者も集まり、信ぴょう性の高そうなストーリーとして、世界中に広まりました。

一方、1962(昭和37)年ごろから、別の研究が始まりました。グリーンランドのイヌイット(エスキモー)をめぐる研究です。ウパナビック村に住むイヌイットと、都市部に移住して本国のデンマーク人と同じ食生活をするイヌイット、デンマークに住む白人の3グループを対象に、死亡率、食事中の脂肪、血漿《けっしょう》中の脂肪や脂肪酸構成などを、25年間分さかのぼって追跡調査しました。ウパナビック村のイヌイット1350人中、動脈硬化性心疾患で死亡した人は、その期間、わずかに3人でした。同年齢層でデンマークに住む白人の場合では、同じ原因での死亡者数が予想値で40人だったのに比べて極めて低かったのです。一方、同じイヌイットでも都市部に住むグループの結果は、白人とほとんど変わりませんでした。

EPA値が増えれば心筋梗塞が減る

当時は、前述したように「脂肪の摂取量が増えると心筋梗塞が増える」といわれ始めた時代でした。しかし、心筋梗塞が少ないウパナビック村のイヌイットの脂肪摂取量が少ないかというと、まったくそんなことはなく、都市部のイヌイットと同じ摂取量でした。しかも、脂肪はしっかりと摂取していたのに、ウパナビック村のイヌイットのコレステロール値は低かったのです。脂肪摂取量は同じように多いのに、なぜ、心筋梗塞死は少なく、コレステロール値も低いのでしょうか？

大きな差は、食生活において摂取した脂肪の種類でした。ウパナビック村のイヌイットの主食は、トド、アザラシなどの海生動物の肉および魚肉で、パン、野菜、牛肉、豚肉はとっていませんでした。つまり、摂取した脂質のほとんどは、海生動物や魚類のものだったのです。逆に、都市部のイヌイット、および、都市部の白人は、その類の脂肪をほとんどとっていませんでした。

そこで、魚油に含まれる脂肪酸のＥＰＡに焦点が当てられました。その結果、「摂取した脂肪の中で、ＥＰＡの割合が増えると心筋梗塞死は減る」という仮説に集約されました。この仮説を立てるにあたっては、アラキドン酸の発見が大きな役割を果たしました。摂取した脂肪の中に含まれるリノール酸（植物性脂肪）は、体内でアラキドン酸に変換され、さらに、そのアラキドン酸からトロンボキサンＡ2ができる。このトロンボキサンＡ2は、血小板凝集作用を高める。一方、体内でＥＰＡから合成されるプロスタグランジンＩ3には、血小板の凝集抑制作用がある、という仮説です（「凝集」「凝固」については［10］67ページ参照)。

この仮説は「食生活の改善」につながるだけで、製薬会社にメリットが乏しいので、研究費は集まりませんでしたが、その後の多くの研究によって裏付けられていきました。

さらに、EPAはコレステロールの腸管からの吸収を抑制するだけでなく、肝臓でのコレステロール合成を抑制し、血中コレステロールの消失速度を速めるので、血中コレステロール値を低下させる作用を持つことも判明しました。

つまり、「EPA摂取量が増えるとコレステロール値が低下する」ということで、同時に「EPA摂取量が減るとコレステロール値が上昇しやすくなる」ことを意味しています。コレステロール値が高い・低いというのは、EPA摂取量が少ない・多いの裏返しでもあったのです。長年、「コレステロール値が高いと心筋梗塞が増える」とされてきた仮説は、実は、「EPA摂取量が減ると心筋梗塞が増える」と表裏一体の意味でした。「コレステロール値が高い」ということは、「EPA摂取量が少なかったのではないか」を示唆してくれているのです。

食生活を魚食に変えたところ……

さて、1960~70年代に立てられた二つの仮説。

「脂肪摂取量が増えるとコレステロール値が増えて、動脈硬化が進行し、心筋梗塞が増える」

「摂取脂肪の中でＥＰＡの割合が増えると、血小板凝集作用が抑制され、心筋梗塞が減る。ついでにコレステロールも低下する」

どちらが正しいのでしょうか。

その後の研究が進み、

「１９８０年代にコレステロール値を下げる薬が開発され、多くの人がこの薬を使用するようになって、コレステロール値は下がった。コレステロール値を下げる薬（スタチン系医薬品）は、肝臓に働きかけてコレステロールの合成を抑えている。しかし、２０００年代の研究では、コレステロール値が下がっていても、心筋梗塞は減っていなかった」

ということが、はっきりとしてきました。

健康管理学的には、ＥＰＡの摂取量、ＥＰＡの血中濃度が重要である、ということになります。コレステロールの数値そのものは、まやかしであった、と言っても過言ではありません。

さて、長生きを目指す人は、次の一節も覚えておいてください。心筋梗塞を一度起こした患者が、その後の食生活を魚食に変えた場合、心筋梗塞の再発率が変化するかどうかの調査結果です。

- 心筋梗塞を起こした患者２０６名を2群に分け、１群には魚食を奨励し、他群は普通食を続け、20年間の追跡調査を行いました。20年後、魚食群は80人中26人が生存していました。普通食群は１２６名中8名しか生存していませんでした。

ガンが出ないように、
日ごろの免疫力を高めておくことは大切です。
免疫力は心の状態を反映しますので、
「心を強化する」ことが、
免疫力の強化につながります。
体内の突然変異細胞の動向と、
自己の免疫力の変動は、
把握しておくべきことです。

細胞の突然変異が起こりやすい部位

寿命管理学上、ガンが出ないようにすることが大切なのは言うまでもありません。そのためには、免疫力に関心を持たなければいけません。

ガン治療においても、自己体内のガンに対する免疫能力を高めてガンを消滅させる、免疫力の強化療法に注目が集まっています。免疫メカニズムの作動を妨げている原因を見つけて、それを除去するだけで、ガンが消滅することもあります。

抗ガン剤が人体の通常細胞にもダメージを与えるのに比べて、免疫強化療法は、人体の他の細胞に悪影響を与えません。いつの日か、ガン治療の主流になるような気がします。

人体は60兆個の細胞でできています。40歳を超えるとその60兆個のうち、一日に少なくとも3000個の細胞が、突然変異を起こします。突然変異細胞は、元の細胞に戻ることもあるし、自己消滅することもあるし、ガン化することもあります。

ガンの原因になるものがあると、その部位で、突然変異を起こす細胞が増えます。

- ピロリ菌がいる胃粘膜
- 喫煙成分が入ってくる肺の上皮

・肝炎ウイルスがいる肝臓
・ヒトパピローマウイルスが宿る子宮頸部
・濃いアルコール飲料を飲む人の食道上皮
・胆石を有する胆のう上皮

などでは、盛んに突然変異細胞が現れます。そして当然、その場所でのガンの発生率が高まるのです。

8-OHdGで身体の状態を見極める

「突然変異」というのは、細胞の核内のDNA配列に異常が発生した、という状態です。細胞は、その異常を修復しようとします。修復するために働く遺伝子として、その細胞内にP53遺伝子というのがあります。P53遺伝子が、異常部分を修復する際には、8-OHdGという分子が血液中に放出されます。その8-OHdGは尿中にそのまま排泄されますので、尿中にどれくらい排出されているかを見れば、体内の突然変異が、どれくらい生じているかを推測することができます。尿中に8-OHdGがたくさん増加していれば、身体の中で細胞の突然変異が盛んに生じているということになります。

ときどき、「マイナス100度以下になる装置に1分間入ると健康にいいと聞いて、やり始めた」などの思わぬ健康法を実行する人がいます。そういうことを始めた場合は、すかさず尿中の8－OHdGを測定してみるといいです。その健康法が身体に合っていなければ、急増加しているはずです。CTなど放射線検査を受けた後の数日間は、尿中の8－OHdGが急増加しており、「放射線は身体に悪かったのだなあ」と再認識します。

P53遺伝子が通常通り働いてもDNAの異常部分を修復できなければ、どうなるのでしょうか？　その場合は、P53遺伝子がさらに強く働いて、細胞を丸ごと消滅させてしまいます。当然、その細胞内のP53遺伝子も自己消滅してしまいます。細胞が自ら死を選ぶことを「アポトーシス」といいますが、そこまでして人体を守ろうとするメカニズムは働くのです。P53遺伝子が強く働いても死ななかった細胞が、ガン化します。

免疫の強さを示す、平常時のNK活性

さて、P53遺伝子が働いても生き残ってガン化した細胞には、ナチュラルキラー細胞（NK細胞）が体当たりして破壊しようとします。NK細胞は、ガン撃滅の最前線にいる細胞で、リンパ球の10～20％を占めます。このNK細胞の強さは採血で調べることができます（NK活性）。NK活性の高い人の方が、ガンが出にくいといわれているのです。

通常の免疫力を持つ人は、平常時でＮＫ活性30～60％という数字で出てきます。身体の中にすでにガンがあるときは、それを撃退するためにＮＫ活性が高くなっていることがあります。また、風邪をひいたときなども高くなっていることがあります。そのような平常時でないときのＮＫ活性の上昇は、健康管理上の役立つ数値にはなりません。ガンもなく、特別な体調不良もないときの数値が日ごろの免疫力の強弱を示す数値です。

このＮＫ活性は、心の状態を反映します。ストレスになることがあれば、すぐに下がります。そして回復するのには１カ月くらいかかります。

飛行機に乗るのが嫌いな人が飛行機に乗れば、ＮＫ活性は一気に下がります。経営者は、行政に苛《いじ》められると一気に下がります。夫婦仲がＮＫ活性に現れることもあります。ＮＫ活性は心の状態をよく反映するのです。毎朝10分の瞑想を行ったらＮＫ活性が上がってきた人がいます。「無」の心の状態を作るとＮＫ活性は上がるようです。「無」の状態を作るために、ストレスがたまったときは、すべてを忘れて昼寝するのもいいかもしれません。

ストレス発散と免疫力を上げる食事

このストレスは、表面上のモノではなく、心の奥底に響いているかどうかが問題です。ものすごくストレスが溜まっていそうなのに、実は心の奥底には響いていない人もいます。

ストレスがなさそうに振舞っているのに、心の底では、いつも不安と恐怖にとりつかれている人もいます。NK活性は心の状態を炙《あぶ》りだす指標になるのです。

「俺はストレスに強い」と自認していても、あるストレス事態があったときに採血してみるとNK活性が急低下している人もいます。「俺はストレスに弱い」と言っていても、心の中には浸透しておらず、NK活性が平常時から変化しない人もいます。機会があるごとにNK活性の数値を調べれば、自分の身体と心の特徴を知ることができます。ストレスがかかったときにNK活性が低下しやすい身体だとわかったら、ストレスの発散方法を考えなければいけません。

ストレスの発散方法は人それぞれです。カラオケ、スポーツ、読書、入浴、遊園地、絶叫マシーン、飲食、議論、通常の性行為、異性を口説くといった穏やかなものから、「部下を怒鳴る」「上司に反抗する」「自分に反論できない立場の人にひたすら説教する」「繁華街のクラブで若い女性にいい格好をする」「異常な性行為」など、穏やかさに欠けるものまで千差万別です。

なお、タンパク質の摂取量が低下すると免疫力は低下し、NK活性は下がってしまいます。高齢になっても、肉はしっかりと食べてほしいものです。積極的にNK活性を高めたいのでしたら、キノコ成分のβ《ベータ》グルカンを摂取するのがいいでしょう。

口から肛門まではひとつながりの消化管です。
ここはガンの多発地帯です。
予防に努めるのはもちろんですが、
早期発見・早期治療も有効です。
内視鏡検査の受診を怠って、
油断していた人が後悔することになります。
特に女性は注意してください。

「お酒で、すぐ赤くなる人」は食道ガンに注意

食道に大きなガンができると、「食べ物を飲み込めない」という症状が現れます。食道ガンは大手術になりますので、予防に努めると同時に、何としても早期発見しなければいけません。食道ガンの早期発見は内視鏡検査に限ります。

内視鏡検査では「もうすぐガン化する」という前ガン病変の状態で発見することも可能です。食道ガンのリスクの大きい人は、半年に1回は内視鏡検査を受けてほしいほどです。

食道ガンのリスクが大きい人というのは、「お酒を飲んだらすぐに顔が赤くなる。でもお酒が好きで、ほぼ毎日飲んでいる」という人のことです。

体内に入ってきたアルコールを処理する酵素で、「ALDH2」というものがあります。この酵素の機能が、遺伝的体質によって「強い」「弱い」「ゼロ」の3通りあるのです。

「ゼロ」の人は日本人の4％ですが、ちょっと飲むと具合が悪くなり、多めに飲むと意識を失って倒れてしまいます。「強い」人は、日本人の50％です。普通にお酒を飲めます。

「弱い」人はアルコールを摂取すると赤くなりますが、慣れるとけっこう飲めてしまいます。このタイプは、もともとアルコール処理力が弱いため、体内にアルデヒドが長く残り、食道にダメージを与えます。毎日ダメージを与え続けると、ついに食道ガンが出てくるの

です。「濃いお酒を飲むなら70歳代までに食道ガン必発、濃くないお酒でも毎日飲めば80歳前後までに食道ガンが出てくる」というイメージをもって構えてください。

採血検査で胃ガンのリスクがわかる

ガンの中でも胃ガンの発症率はもともと第1位でした。しかし、胃ガン検診やピロリ除菌のおかげで激減中です。とはいえ、第2位、3位に位置しますので軽く見てはいけません。

健全な胃の粘膜から、いきなり胃ガンが出てくることがあります。スキルスというタイプの胃ガンで、同時多発性でもあり、早期発見してもなかなか助かりません。全胃ガンの10%を占めています。このガンが出てくるかこないかは、運次第です。

一方、通常の胃ガンは、老化した胃粘膜から出てきます。老化した胃粘膜は、医学用語的には「萎縮した胃粘膜」といわれ、白っぽく、ゴワゴワとした硬い胃粘膜になっています（通常の胃粘膜はピンクで柔らかく、弾力があります）。

ピロリ菌がいたり、激辛料理を繰り返して食べたり、合わない薬を飲み続けたり、ストレスで胃酸分泌過剰になっていたりすると、胃粘膜は萎縮を起こします。

萎縮の程度は、採血検査で調べることもできます。萎縮した胃粘膜からは「ペプシノーゲンⅡ」が血液中に分泌されます。健全な胃粘膜からは、「ペプシノーゲンⅠ」が分泌されます。その割合を調べると、胃粘膜の萎縮の程度がわかります。その検査で、「胃ガンが出やすい」「胃ガンが出る可能性がある」「当面、胃ガンは出そうにない」のどれであるかを分類することができるのです。

ペプシノーゲン反応で、胃ガンのリスクが高いことがわかったら、その原因を見つめなおしてください。ピロリ菌がいたら除菌するようにしてください。料理が原因のようなら、その料理を食べる頻度を減らしてください。薬が原因のようなら、薬を変更してください。ストレスが原因のようならストレス発散に努めて、気楽になってください。

萎縮した胃粘膜から出てきた胃ガンは、早期で見つかれば、ほぼ100%助かります。自分の胃ガンリスクが高いことがわかったら、原因除去と同時に胃内視鏡の検査を定期的に行うといいです。

大腸ガンは3年に1回の検査で防ぐ

日本の女性のガン死の第1位は大腸ガンです。男性でもぐんぐん増えているので、近年、第2位の胃ガンを抜き、第1位の肺ガンに次いで第2位になるでしょう。

もともとアメリカに住む日系2世、3世の大腸ガン発生率は、世界で第1、2位を競っていました。つまり、日本人の食生活が欧米化すると大腸ガンが増えるということです。大腸内に、いきなり大きな大腸ガンができるわけではありません。最初は、たかが知れた小さなイボのようなもので、ポリープといわれます。

この小さなポリープには、通常、ガン細胞は含まれていません。いつの間にか消えてしまうものもあります。

ポリープを放置すると、モノによっては大きくなり先端からガン化します。このガン化したポリープに気づかないで数年過ごすと、先端のガンはだんだんと根元に広がり、次には大腸粘膜そのものに浸潤して、大腸の中を占拠する大きな大腸ガンになるのです。

たとえば今日、大腸内にこのポリープができたとします。徐々に大きくなって、先端がガン化したとします。そうなるのに、3年はかかります。

ということは、今日、大腸内視鏡検査を行って大腸ポリープがなければ、3年間は安泰ということになります。3年に1回、大腸内視鏡検査を行えば、大腸ガンで死んでしまうことはなくなるのです。大腸ガンで死んでしまうのは、油断の結果です。

女性の場合は、大腸内視鏡の検査を受けるのを嫌う人が多いので、大腸ガンで死ぬ人が増えてしまったのです。

欧米化した食生活、減った魚食

食生活が欧米化して、大腸ガンが増えたのなら、それを逆手に取れば、大腸ガンを減らせるかもしれません。

脂肪食が増えると、体内には脂肪酸の一種であるアラキドン酸が蓄積します。このアラキドン酸の作用を止める薬に、アスピリンがあります。アメリカの研究では、アスピリンをあらかじめ投与しておくと、大腸ガンの発生が低下することが判明しました。このことから、アラキドン酸が大腸ガンの発生、成長に関係していることがわかります。アラキドン酸の作用に拮抗するものが、アスピリン以外に、もう一つあります。青魚成分のEPA（エイコサペンタエン酸）です。

日本では、「食生活が欧米化して脂肪食が増え、アラキドン酸が蓄積した。それなのに、魚食が減ったので、アラキドン酸の作用を抑えるEPAが減ってしまい、大腸ガンが増えた」という展開になったのです。

大腸内視鏡検査はかなり普及したはずなのに、大腸ガン死は増える一方です。よほど発症率が高まっているのだろうと思います。日本古来の魚食中心の食生活を意識して、大腸ガンの発生そのものを防止したいものです。

肺炎は死因順位で大きなウェイトを占めます。
身体の不自由な人が、
最後に肺炎を起こすことが多いからです。
致死性の肺炎を引き起こすウイルスが
周期的に流行します。
流行期には、自ら隔離生活を送るのが、
せめてもの対抗策です。

ウイルスに感染する人・しない人

あるウイルスが流行した場合、そのウイルスに「感染する人」と「感染しない人」に分かれます。インフルエンザが流行して、ある1人の子供が感染しても、その看病をしている家族には感染していないことが多いことからもわかります。ヨーロッパでスペイン風邪が大流行したときも、身の回りに感染者がたくさん出ているのに自分は感染しなかった、という人が大勢いました。

ウイルスが口腔、鼻腔、咽頭、喉頭の粘膜に付着しても、すぐに細胞内に侵入できる場合と、なかなか侵入できない場合があるようです。また、そのウイルスへの対抗力をもともと持っていてすぐに撃退できる場合と、撃退できない場合があります。それらは、ウイルスの強さの差ではなく、人体側の差でそうなるのです。人体側のどこの何の差によるかは、厳密には解明されていませんので、私たちにとっては「運の良し悪しがある」ということになります。医学的には「自然免疫の強弱」で説明されることもあります。ただし、そのウイルスに対する抗体をすでに持っている場合は、通常は感染しません。

肺炎を引き起こすウイルスや菌には、いろいろな種類があります。最初は、出入り口である咽頭、喉頭にとどまり、ただの風邪のような症状を起こしますが、やがて肺に侵入し、肺炎を引き起こします。いわゆる「風邪をこじらせた」と表現されるものです。ウイルスが引き起こす肺炎は滅多に重症化しないと昔はいわれていましたが、近年は、重症化させて速やかに呼吸不全に陥らせて命を奪う肺炎が、周期的に流行しています。SARS、MERS、COVID－19（新型コロナウイルス感染症）です。重症化したときに助かるかどうかは、各個人が持つ肺のガス交換能力の強弱の影響が大きく現れます。

加齢やたばこで低下する「ガス交換能力」

大きく息を吸うと両肺が膨らんで、空気が入ってきます。最大に吸って、吐き出した際の空気の総量が肺活量です。

空気は、喉頭、気管、気管支を通じて入ってきますが、肺の中で気管支は枝分かれして、どんどん細くなり、やがて肺胞に到達します。肺の断面は、細かい目のスポンジのように見えますが、その細かい目が肺胞です（イラスト①）。

この肺胞と肺胞の間の薄い壁には血液が流れています。肺胞内の空気と血液中の空気が、薄い細胞一枚を隔てて接しており、血液側は酸素を取り込み、二酸化炭素を排出します。

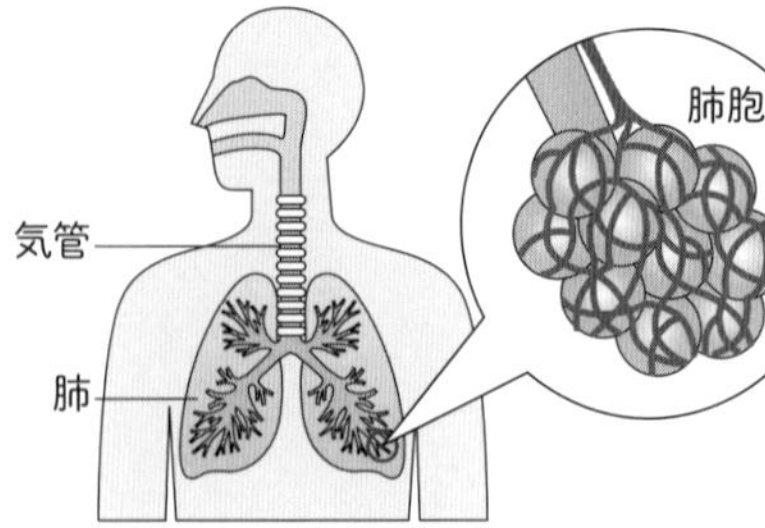

イラスト①

心臓から送り出されて肺に入ってくる肺動脈血の酸素分圧は、60㎜Hgくらいですが、肺を通過したあとの肺静脈血の酸素分圧は100㎜Hgに上昇しています。二酸化炭素分圧は、肺に入るときは42㎜Hgくらいですが、肺を通過すると40㎜Hgに低下しています。

このように「酸素を取り込み、二酸化炭素を排出する」というのが、ガス交換能力です。肺の最大の役割であるのはいうまでもありません。

もし吸った空気、つまり肺に入ってくる空気に、細かい汚れや異物、化学物質が混ざっていると、肺胞の細胞はダメージを受けてガス交換能力が低下します。長年にわたって空気をたくさん吸うほど、肺胞はダメージを受けることになりますので、加齢に伴って、ガス交換能力は少しずつ低下します。喫煙者は、たばこ成分で肺胞がダメージを受けるので、ガス交換能力は早く低下します。また、車の排気ガスが多いところで激しく運動しても、ガス交換能力は低下しやすくなります。

肺炎にかかると、炎症によって肺のガス交換能力は一気に低下し、全身に十分な酸素を供給できなくなります。脳への酸素供給が低下すると意識がなくなります。高濃度の酸素を投与して、酸素供給を増やすのが治療の第一歩です。人体がウイルスや菌を排除しきるまでの期間を耐え抜けば、命は助かりますので、治療現場には緊張感が漂います。

自力での呼吸ができなくなったとき、口から気管に向かって管を入れて人工呼吸器につないで、高濃度酸素を含む空気を無理やり送り込みます。しかし、肺のガス交換能力が著しく低下すると人工呼吸器で酸素を送り込んでも、肺胞が酸素を取り込まなくなり、血液中の酸素分圧は上がらなくなります。

そうなれば、今度は人工心肺につなぎます。体内から血液を直接取り出して、その血液に酸素を含ませて、元の身体に戻すのです。それでも間に合わなかったとき、死を迎えることになります。

助かるかどうかは、その人のガス交換能力によります。もともとのガス交換能力が弱い人は、あっという間に死に至りますし、ガス交換能力の強い人は持ちこたえます。ただし、ガス交換能力が強くても、炎症の広がりが強くて大きければ、持ちこたえられません。

免疫力が強い＝抗体を素早く作れる

肺炎を引き起こすウイルスは、上気道に感染した後、細胞内で増殖しながら、周辺の細胞へと広がっていきます。

感染直後には、そのウイルスに対する「ＩｇＭ型抗体」が作られ、ウイルスの増殖を妨げようとします。１～２週間したころには、「ＩｇＧ型抗体」（以下、単に「抗体」）が大量に作られ、ウイルスそのものを壊して無毒化します（「壊す」というのは便宜上の表現ですが、わかりやすいので用います)。
抗体は、ウイルスを壊すだけではなく、ウイルスが感染している細胞そのものを壊してしまいます。この細胞そのものを壊す活動が、肺炎の実態です。大量の抗体ができると、ウイルスが感染している細胞そのものが壊されていくのです。大量の抗体ができた時点でウイルスがまだ上気道にとどまっていれば、壊されるのは上気道の細胞だけですので、風邪のような症状で済みます。ウイルスが肺の一部に広がっていれば、その一部が壊されるだけですので、多少重症化しても助かる可能性はあります。ウイルスが肺全体に広がっていれば、肺全体を壊してしまい、助かる可能性は低くなります。

感染直後から、どれほどの早さで抗体を作れるかが、人体の防御力ということになります。抗体を素早く作れる人は、ウイルスに感染しても、ウイルス感染細胞が増える前に撃退できます。抗体を作るのが遅いと、ウイルス感染細胞が大増加してから細胞ごと壊し始めることになります。抗体を素早く作る能力が、免疫力です。免疫力が強い、というのは抗体を素早く作れるということです。免疫力が弱い、というのはその逆です。

抗体を素早く作れるようにする医薬品は日常的に投与することはできません。栄養素の分野なら、β《ベータ》グルカンにその可能性を見出すことができます。ウイルスによる致死性肺炎の周期的な流行があった際は、せめてもの対抗策として、βグルカンを摂取しながら、自ら隔離生活を営むしかありません。

肺炎は、死因の中でも大きなウェイトを占めています。しかし、前述したような外でウイルスや菌に感染して発症する肺炎は、コロナ禍のような流行期間でない限り少数派です。大半は食事介助が必要な高齢者施設内で発症します。

身体が不自由になって、食事の介助が必要になったり、寝たきりになったりした状態を想像してください。心臓は頑丈な筋肉の塊で、なかなか止まりません。肺は長年の使用で機能が低下してしまった弱々しい臓器です。ですから、肺炎で死ぬまで生きていることが多くなり、死因が肺炎になることが多いのです。

この場合の肺炎は、誤嚥《ごえん》性肺炎も多く含まれます。食べ物を飲み込むのがうまくいかず、食道ではなく肺の方に食べ物が流れ落ちてしまって引き起こされる肺炎です。食事の介助をしてもらっていると、誤嚥するのはある程度やむを得ない現象になります。

寝たきりにならないようにしたいものです。

第3章

体調管理のエッセンス

人生で成功をおさめるために必要なのは、
努力と才能かもしれませんが、
人生を最大に楽しむために必要なのは、
「体調が良好である」ことです。
故に、体調維持は健康管理の最重要目的です。
10系統しかない体調不良の原因を知ることは
体調管理のテクニック修得の入り口です。

しんどいけれど、検査は「異常なし」

体調管理学とは、「頭脳明晰で、自分の足でどこにでも行けて、痛い・痒いがなく、意欲高く、体調絶好調」を目指すための学問です。

漠然と体調が悪いというとき、その症状は、「だるい、しんどい、疲れやすい、疲れがとれない」です。その原因を分類すると、わずか10系統しかありません。

日常生活の中で、「だるいなあ」「しんどいなあ」「疲れがとれないなあ」と思うことがしばしばあります。過去を振り返ると「あのころは、どういうわけか、本当に疲れていた」と思い当たる時期があるでしょうし、今、「なんで、こんなにしんどくて、だるくて、やる気が出ないのだろう」と悩んでいる人もいることでしょう。

しかし、病院でいろいろな検査を行っても、

「特に異常はありません」

と言われることがよくあります。

もちろん、「急性肝炎を発症しています。緊急入院です」や「急性白血病です。至急、入院です」「糖尿病ですね」「ガンが広がっています」などと言われることもあります。

具体的に「病気です」と言われたら、何となく納得し、治療に取り組むしかないという

気分になりますが、「異常なしです」と言われると、ほっとすると同時に「では、なんでこんなにしんどいのだ」という気分になるのではないでしょうか。

体調不良になる10系統の原因

体調不良の原因となる10系統を順に解説しましょう。「○○系」の体調不良10系統です。

•過体重系

40歳代、50歳代の人が、「夕方には気力がなくなってくる」というときは、まず体重の変化をみてください。半年前から2kg以上増えていることがしばしばです。仕事が忙しくなったり、ストレスがたまったりすると、食べる量が増えてしまって、太ってしまう人は多いのです。これは、2kgの砂袋を腰に巻いて生活するようなもので、夕方には、どっと疲れが出ます。体重が増えたことが原因の体調不良を「過体重系」といいます。体重を落とせば回復します。

•体内調節系

また、同じく40歳代、50歳代で、「だるい、しんどい、疲れやすい」が現れたときは、高血圧や糖尿病を発症していることもしばしばです。血圧、血糖値は、自分の意思で「上がれ」「下がれ」と命令することができません。体内で自然に調整されています。このように、自分の意思と関係なく、普段は自然に調節されているものが乱れて、その結果、体調不良になっている場合を「体内調節系」といいます。元の病気を治療すれば回復します。

•感染系

働き盛りで過労気味のとき、朝から起きていられないほどの、どうしようもないだるさ、しんどさ、疲労感を覚えることがあります。年に1~3回、周期的に生じるのが特徴で、2週間くらいで治まっていきます。過労のときだけでなく、深酒の後や睡眠不足のときにも起こりがちです。このような疲労感は、体内に潜んで人体と同居していたウイルスが増殖していることが原因です。疲労感が数日続いた後に、口唇ヘルペス、陰部ヘルペス、帯状疱疹ができます。

ウイルスが原因で引き起こされる体調不良は、「感染系」といいます。人体同居型のウイルスが増殖するときは、免疫力が低下していることがしばしばです。免疫力は、自分の意思と関係なく体内調節されていますので、この場合は、「体内調節系」にあたります。過労による体内調節系が乱れて免疫力が低下して、感染系が原因となり体調不良である、と表現してもいいかもしれません。サプリメントなどで免疫力を高められれば、回復しやすくなります。

・**心因系**

男女問わず、「朝からしんどい。まったくやる気が出ない」という人が増えています。特に現代の女性は「仕事はしなければいけない、子育てはある、親の介護もある」という八方ふさがりの状態に置かれていますから、40歳代、50歳代の女性に「朝からしんどい」人が増えているように思います。こういうケースは、たいてい抑うつ的なものが原因です。八方ふさがりの中で夢や希望を持つことができず、うつ病的なものを発症しているのです。このような体調不良を「心因系」といいます。抗うつ剤を利用することもありますが、気軽に利用しやすいのは成長ホルモン剤です。

・**外因系**

若者が、疲れてぐったりしていることがあります。聞いてみると、部活がハードすぎるとのこと。中高年者でも、運動しすぎて、あるいは肉体労働などで肉体疲労をため込み過ぎて、「しんどい、だるい」を連発することがあります。これらは、肉体を自分の意思で酷使しすぎたことが原因で、このような体調不良を「外因系」と名付けます。休養と栄養の取り方を工夫すれば回復します。

ビタミンB_1などの栄養素が不足すると「だるい、しんどい」が現れます。栄養素不足が原因の場合も、外因系ということになります。

・加齢系

70歳を超えると、階段を上るときにしんどい、坂道がしんどい、という話が出てきます。心肺能力の低下が原因です。心臓の収縮力、肺の酸素取り込み能力は加齢とともに衰えます。明確な病気が潜んでいるわけではありません。加齢に伴い、すべての人に等しい確率で起こる体調不良を「加齢系」といいます。心筋収縮力を強化するサプリメントや成長ホルモンを使用すると回復します。ときどき、心臓弁膜症で心肺能力が低下していることもありますが、それも加齢に伴う現象ですので、加齢系と名付けます。

・血流不全系

睡眠不足のときなどに、顔色が悪く、「しんどい」ということがあります。睡眠周期上の悪いタイミングで無理やり目覚めて「しんどい」のなら、その体調不良の原因は、「体内調節系」です。また、睡眠不足のために、目の下にクマができて、しんどいような場合は、毛細血管への血液の巡りが悪くなっています。毛細血管への血流が悪くなって「だるい、しんどい」が出る場合は、「血流不全系」の体調不良といいます。アラキドン酸体質の人に多いので、ＥＰＡ（エイコサペンタエン酸）サプリメントを使ってＥＰＡ体質にすると回復します。

・難病系

「だるい、しんどい」には、炎症系の病気が潜んでいることもあります。体内に炎症を抱えていると、そこで消耗が進みますので、倦怠《けんたい》感が出やすいのです。感染症によるものでない炎症系疾患は治療困難なことが多く、難病指定されているものも多くあります。この場合の体調不良は「難病系」と名付けられます。元の病気の治療が必要です。

・後遺症系

脳梗塞やケガの後遺症などで、身体の一部がマヒしていて、「動くと疲れる」というのは当然の話です。この場合の体調不良は、「後遺症系」と名付けられます。無理をしないことです。

・体内固形物系

「しんどい」が理由で、身体を調べてみるとガンが広がっていた、ということもあります。このような体内にできた何かが原因になる体調不良を「体内固形物系」と名付けます。胆石発作や尿管結石も体内固形物系になります。元の病気の治療が必要です。

「だるい、しんどい、疲れやすい、やる気が出ない」という場合は、この10系統のどれかが原因です。

なお、睡眠不足で「だるい」「しんどい」という場合、睡眠不足の原因を考えることになります。ストレスや考えごとが原因で寝つけないのなら「心因系」、忙しくて眠る時間がないのなら「外因系」です。

夜中に繰り返し目が覚める場合、ストレスが原因なら「心因系」、運動不足が原因なら「外因系」、原因が思いあたらない場合は「加齢系」ということになります。

菌やウイルスが繁殖している食べ物から、
感染性胃腸炎を発症して、
下痢や腹痛が発生します。
主な原因となる微生物は、8種類。
「サッチョウ、オカノウエ（薩長、丘の上）」を
覚えておけば予防ができます。
抗生剤を持ち歩けば、怖いことはありません。

下痢とは短時間で反復性があるもの

頻繁に下痢をする人と、めったに下痢をしない人がいます。「下痢」というのは、大腸粘膜から大腸内腔への水分分泌が異常に高まり、水様の便が頻繁に排出される状態です。

下痢といっても、軽いものから重いものまで様々です。腹痛が伴うものもあれば、伴わないものもあります。

「今朝、下痢しました。1回だけ、いつもとは違う柔らかい（あるいは泥状の）便が出たのですが……」という人がいます。

日ごろ、必ず固形の便をしている人や便秘気味の人は、それだけでも「下痢だ！」と驚くのでしょう。厳密には、下痢というのは柔らかい便が出ることではなく、大量の水分が大腸から短時間で反復して排出されてしまうことです。

「ビールを飲んだら下痢をする」「ストレスがあると下痢をする」というのは、自律神経に影響して大腸活動が活発になり、大腸内への水の分泌が亢進《こうしん》してしまう状態です。下痢という言葉を使いがちですが、一日のうちに反復して大量の水分が排出されているわけではありません。

覚えておきたい8種類の菌とウイルス

下痢の原因が菌やウイルスの感染による場合、感染性腸炎といわれます。感染性腸炎の重いものでは、コレラという有名な病気があります。大腸からとめどもなく水分が排出され、治療しなければ、一晩で、70kgの体重が40kgくらいに減ってしまうほどの脱水状態になります。干からびたスルメみたいな身体になり、当然、しっかりと治療しなければ死んでしまいます。インドからミャンマーにかけての沿岸部の水には注意してください。

日常的には、下痢と腹痛で苦しいけれど数日で治ってしまう感染性腸炎はよくみられます。「明らかに腐っている物」を食べて感染性腸炎を発症するだけでなく、見た目では腐ってなさそうなもので発症することもしばしばです。そのような、見た目的には問題ないのに感染性腸炎を引き起こすという菌、ウイルスを8種類、覚えてほしいものです。

「サッチョウ、オカノウエ」

と覚えます。薩摩藩と長州藩の代表者たちが丘の上で杯を酌《く》み交わしていたところ、皆、食あたりの下痢で倒れてしまった光景を連想すると覚えやすいです。

サッチョウ……サルモネラ菌、腸炎ビブリオ菌、黄色ブドウ球菌

オ……O－157（大腸菌O－157）
カ……カンピロバクター菌
ノ……ノロウイルス
ウ……ウェルシュ菌
エ……エルシニア菌

サルモネラ菌、腸炎ビブリオ菌、黄色ブドウ球菌

朝や夜中に腹痛が出現し下痢をしたとき、まず考えるのは、「昨日、何食べたかな？」というものです。確かに、日ごろは下痢をしない人が突然下痢したようなときは、ほとんどが「食べたものが原因」といえます。いわゆる「食あたり」です。

「昨日、食べたもの」「先ほど食べたもの」による下痢で多いのは、サルモネラ菌、腸炎ビブリオ菌、黄色ブドウ球菌です。サルモネラ菌は身の回りのどこにでもいます。腸炎ビブリオ菌は海中のどこにでもいて、生の海産物には必ず付着しています。黄色ブドウ球菌は、人体の皮膚の傷口やあれた皮膚、毛髪などにいますので、これまた身の回りのどこにでもいます。

どこにでもいますから、頻繁に口の中に入ってきますが、ちょっとやそっとでは下痢は

しません。大量に入ってきたときのみ、症状を引き起こすのです。つまり、どこかに放置されて大量に増殖した場合に、それを食べると下痢症状が出るのです。暖かい夏は増殖しやすいので油断なりません。

サルモネラ菌は、放置された食べ物で増殖します。卵の中でも増殖しますので、常温で数日以上放置された卵は要注意です。もちろん肉類にも気を付けてください。

腸炎ビブリオ菌は、魚介類には必ずついています。一定の時間、冷凍しないで放置されていたら、たいていは増殖していると思った方がいいです。

ちなみに、私は生の魚介類が大好きで、いろいろな料理店でナマ物を食べます。時々、「食中毒かな」と思う下痢をしますが、いちいちその店に文句を言ったりはしません。

黄色ブドウ球菌は、毒素が熱に強いことが特徴です。加熱しても無効です。とにかく、この菌は、傷口や荒れた肌にたくさんいますので、指に傷があるのに調理するのはいけません。おにぎり、仕出し弁当、生菓子類で放置されていたものは要注意です。

O-157、カンピロバクター菌

子供がO-157に感染して死亡した事件がありました。O-157は、生の牛肉の表面で増殖します。生肉の表面は炙《あぶ》らなければいけません。

鶏肉を冷蔵庫で放置すると、カンピロバクター菌が増殖します。カンピロバクター菌は熱に弱いので、鶏肉を加熱すれば大丈夫なのですが、冷蔵庫から取り出した鶏肉を切った後の包丁が要注意です。完全に洗い落とさない限り、その包丁で切った次の食材に付着します。このカンピロバクター菌を摂取すると、1〜7日後くらいに強い腹痛と下痢が発生します。平均5日後ですから、もはや「あのときの鶏肉が原因だ」などとは決めつけることができません。

ノロウイルス

強い吐き気、嘔吐を引き起こすのがノロウイルスです。冬に流行します。感染力が強いので、老人ホーム、保育所等で集団発生しがちです。手洗いを励行したいものです。

ウェルシュ菌

下痢したときに、原因が思いつかないことがよくあります。加熱したものしか食べていないのに……、と思ったら大間違いです。沸騰している液の中で生き残る菌もいるのです。ウェルシュ菌です。ですから、シチュー、カレー、煮込み料理、スープも危ないのです。

この注意の仕方には特徴があります。

沸騰させて料理して、食べるために取り分けた後、鍋の中にその料理が残っているとします。その鍋がガスコンロ上で放置されると、温度が徐々に下がっていきます。40～50度くらいのときに、ウェルシュ菌は大増殖するのです。このウェルシュ菌は芽胞《がほう》という硬い殻の細胞構造を作るため、100度の沸騰にも耐えることができます。ウェルシュ菌が増殖した料理を再沸騰させるなどして食べると、食中毒が発生します。加熱した料理でも油断ならないのですから怖いものです。なお、ウェルシュ菌は身の回りのどこにでもいます。

煮込んで作った料理はすぐに食べきるか、あるいは、冷凍庫で急速冷凍しなければいけません。ゆっくりと温度を下げてから再沸騰させたり、冷凍したりしてはいけません。

下痢をして病院に行っても、医師は原因菌の究明にあまり真剣になりません。多くの場合は、2～3日で治ってしまうからです。糞便を培養検査に出して、原因菌を確定させるのに5日くらいかかります。菌が確定したときは、もう治っていて、「だからどうなの?」という結果になるのです。集団食中毒のときは、保健所が中心になって、病院も多少は必死になります。

エルシニア菌

原因菌の究明といえば、エルシニア菌を思い浮かべます。ペットの糞便にはたいてい大量に潜んでいます。乾燥した糞便は舞い上がりますので、身の回りにエルシニア菌はたくさんいます。また、この菌は生の豚肉にもよく潜んでいます。エルシニア菌は、冷蔵庫でも増殖しますし、冷凍しても生き残ります。摂取すると、最長で20日後に、下痢、腹痛(右下腹部中心)、発熱、風邪症状が発生します。つまり、風邪症状と胃腸症状が合併するのです。

「胃腸風邪だね」と言われてしまう病気がありますが、これは、エルシニア感染症のことが多いようです。しかし、最近20日間の食べたものを調査するというのは現実的ではありませんので、「胃腸風邪」ということでケリをつけてしまいます。

こんな話をしていると、食べるのが怖くなってきます。口の中で「あれ?」と思ったけど、飲み込んでしまうこともよくあります。そんなときは、食べた直後に抗生剤を飲めばいいのです。たいていは何事もなく過ぎ去らせることができます。私はそのとき用の抗生剤をカバンに入れて持ち歩いています。

口腔内に痛みがあっては、
「食べる楽しみ」を満喫できません。
困るのは口内炎です。その口内炎は、
口腔内免疫力を高めるとできにくくなります。
そのためには、キノコ抽出の
β《ベータ》グルカンを摂取するといいです。
口唇ヘルペス、陰部ヘルペスも同じです。

免疫力の低下で起きる口内炎

口腔内の粘膜が丸く白くえぐれて痛みを発している状態は、一般的に「口内炎」といわれています。粘膜にできやすい5㎜以内の小さな「えぐれ」は、「アフタ」と呼ばれますので、厳密には「アフタ性口内炎」といわれます。それが大きく深くなると、「潰瘍」と呼ばれますが、ここでは、どちらも単に口内炎と呼ぶことにします。

舌、唇、歯茎、頬粘膜などに発症しますが、「風邪をひいて喉が痛い」というときに、喉の奥、扁桃腺の周辺に口内炎ができていることもあります。たいていは1～3週間で自然に治りますが、なかなか治らない場合は、思わぬ病気が潜んでいることがあります。

義歯の先があたって、頬部の粘膜に刺激が続いているうちに、口内炎ができることがあります。また、薬の副作用でできることもあります。さらに、自己免疫疾患の一つの症状として、口内炎ができることもあります。ひどいものでは、口腔内にガンが芽生えて、その初期の姿が口内炎のように見えることもあります。

口内炎の原因はいろいろありますが、最も多いのは、口腔内の免疫力が低下した結果、細菌やウイルスにより引き起こされる普通の口内炎です。「噛んでしまった」「箸が強くぶつかった」などの刺激がきっかけになることも多いです。

口内炎の周囲が赤く腫れて痛みが強く出ることもあります。えぐれた「アフタ」の部分から細菌が侵入して、炎症が大きくなっているのです。口腔内には約７００種類以上の細菌がいますので、傷口があれば侵入して炎症を悪化させます。この場合は、抗生剤を内服すると治りが早くなります。

抗ウイルス剤を上手に利用する

「だるくてしんどい。いつも眠い感じがする」という体調不良が数日続いて、その後、口唇に「熱の花」（口唇ヘルペス）や、口腔内に口内炎ができることがあります。人によっては陰部ヘルペスができることもあります。体調不良のきっかけは、睡眠不足や深酒です。睡眠不足、深酒がきっかけになって、体内に潜んでいるヘルペスウイルスが増殖を始めるのです。この増殖中は、「しんどい、だるい」といった症状が出ます。軽く発熱することもあります。増殖しきったときに、「熱の花」や口内炎、陰部ヘルペスができます。

陰部ヘルペスとは、陰部の表面に、チクチクとした痛みから始まり、やがて水疱ができて、それがくずれて小さい潰瘍状のものができる病気です。性行為感染症の一つですが、広く蔓延《まんえん》しています。

「ゾビラックス」という抗ウイルス剤を上手に利用すると、「熱の花」や口内炎、陰部へルペスを作らずに済みます。「しんどい、だるい」と感じるウイルスの増殖中に、このゾビラックスを1錠内服し、4～5時間ごとに1錠ずつ追加内服します。すると、「しんどさ、だるさ」がすっと消えていきます。もちろん、その後の「熱の花」、口内炎、陰部ヘルペスもできません。あるいは、軽いものになります。

ゾビラックスは処方せん医薬品ですので、健康保険制度下では、「病気」として水疱などが発症してからでないと医師に処方してもらえません。「発症しそうだから薬を欲しい」と言っても、もらえないのが普通です。しかし、「身体がこういう状態で、いつもこの段階で、ゾビラックスを内服すると治まるので、ゾビラックスを処方してほしい」とはっきりと言えば、処方してくれるかもしれません。自分の身体をよく知って、「医師からもらう薬を指名する」という健康管理へと進歩するのもいいものです。なお、もらえそうだったら、多めにもらって残りをストックしておくのがいいです。数年の保管くらいで劣化することはありません。

この薬は、ウイルス感染細胞にしか働きかけませんので、一度使ってみて「身体に合う」と思えば、過度の副作用の心配は不要です。気軽に用いて構いません。

ゾビラックスを上手に使って、こっそりと体調管理に役立てている人はけっこうたくさんいます。

免疫力とβ《ベータ》グルカンの関係

さて、口唇ヘルペス、口内炎、陰部ヘルペスは、免疫力が低下したときに発症します。免疫力が低下してしまったから、おとなしく潜んでいたウイルスが増殖し始めるのです。そして、その免疫力低下のきっかけが、睡眠不足、深酒、ストレス、過労です。

この免疫力に関する実践的な方法をお話ししておきます。

「わたしは免疫力には自信がある」

「私はしょっちゅう風邪をひく。免疫力が弱いのです」などの話がよく聞かれます。免疫力が強い、弱いというのは漠然とした話ですが、健康維持のためには免疫力が強い方がいいような気がするのは間違いありません。

免疫不全症候群という病気があります。免疫力がほとんど働かなくなる状態で、これは重大な病気です。エイズウイルスによって引き起こされる後天性免疫不全症候群はよく知られています。これらの病気は病院で治療しなければいけません。

しかし、一般的にいわれる「免疫力が弱い」というのは、病院で治療するわけではなく、健康管理の取り組みで対処しなければいけません。

私の健康管理指導では、免疫力に不安がある人や、採血した結果「免疫力が弱い」と判明した人には、βグルカンのサプリメントをとってもらいます。すると、βグルカンの摂取をはじめた人は、摂取を開始して2~3カ月以上たったころから、摂取を中止しようとしなくなります。

理由は「βグルカンを摂取するようになってから、口内炎ができなくなったのです。口臭も減ったような気がします」というものです。本能的に、口腔内の健康維持に役立っている、と感じているのです。

日常生活にとっては、身体の奥に潜む免疫力の問題より、目先の、痛み、口臭、歯周病の問題の方がはるかに重要です。その解決に役立っているから、βグルカンの摂取をやめる気にならないのです。免疫力とβグルカンの関係は知っておくべき知識です。

さて、このβグルカンには2系統が存在します。免疫力増強になる系統と、免疫力とは関係ない系統です。アガリクスなどのキノコ類の子実体《しじったい》を原料とするβグルカンには免疫力増強作用がありますが、穀物、酵母、キノコの菌糸体《きんしたい》などを原料とするβグルカンには免疫力増強作用は認められていません。

同じβグルカンでも、それぞれで構造が微妙に異なっており、アガリクスやシイタケ、マイタケ、スエヒロタケなどのキノコ子実体を原料とするものには、免疫増強作用が証明されているのです。この辺を詳しく知りたい人は、[34]（236ページ）を読んでください。

免疫力の不調で
体調を崩すことが多いものです。
ですから、免疫学を知ることは
体調管理上の重要事項です。
免疫のメカニズムを知って、
自己分析できるようになれば、
アレルギーさえも、「辛い症状」ではなく、
「納得の体内反応」に変わります。

「対ガン」と「対微生物」の免疫メカニズム

「妻はすぐに風邪をひく。免疫力が弱いのだ」
「私は、めったに風邪をひかない。免疫力が強いのだ」
といった日常会話はよくあります。

免疫力とは、「自己と非自己を識別して、非自己を排除する能力」のことです。「非自己」には、菌やウイルスなどの微生物、体内で芽生えたガン細胞だけでなく、チリやホコリなども含まれます。

免疫のメカニズムは主として2系統あります。「対ガン」の免疫メカニズムと、「対微生物」の免疫メカニズムです。対ガンのメカニズムでは、P53遺伝子とNK細胞が主たる役割を持ちます（[16] 104ページ参照）。対微生物のメカニズムでは、Bリンパ球と抗体です。

NK細胞の活性度（NK活性）は、免疫力の強さの程度を示すのと同時に、心の状態を反映します。いくつかの実例を示します。

- Aさんは、もともとNK活性が50％前後ありました。ある日、Aさんが営む会社に国税局の査察が入りました。たまたま、その翌々日にNK活性を調べると、NK活性はわずか8・2％に低下していました。

- Bさんの NK活性は、日ごろは40～50％ですが、6～9月になると毎年20％以下に低下します。Bさんは会社経営者ですが、6月が会社決算で、株主総会の9月まではいい知れぬストレスを感じるようです。
- Cさんは、有名なある事件で長く取り調べを受けていました。NK活性は、ずっと20％以下でしたが、あるとき、起訴されないことが確定しました。その2カ月後、CさんのNK活性は50％強になっていました。
- Dさんは、NK活性40％前後ですが、パソコン上でブログを始めたところ、20％以下に低下しました。「毎日更新しなければいけないのがプレッシャーなのです」と話していましたが、ブログをやめたらすぐに、40％以上に回復しました。
- Eさんは、NK活性が20％しかありませんでした。「夫からのストレスが原因だ」と言っていましたが、ヨガを始めたらNK活性が40％以上に高まりました。ヨガがストレス発散になったのか、ヨガそのものの効果なのかはわかりません。

自分の免疫力に関していろいろ考えてみてください。

体内に侵入したウイルス・菌を排除する抗体

体内に菌やウイルスが侵入してきたら、リンパ球はその微生物を排除するために抗体を産生します。この抗体は、2種類に分かれます。「完全中和抗体」と「不完全中和抗体」です。

完全中和抗体ができると、そのウイルスはまさに完全に排除されます。抗体が残っている限り、そのウイルスは体内に入って来ることはなくなります。麻疹《はしか》や風疹、おたふくかぜなどがよく知られています。生涯にわたって、この抗体を持ち続けられる場合、「終生免疫を獲得した」と表現します。

風邪のウイルスは200種類くらいあります。生涯に風邪ウイルスの数だけ、つまり200回くらいの風邪をひく可能性があります。一度、風邪をひいたら、そのウイルスに対しては、たいていは完全中和抗体ができますので、二度とかかることはありません。若いころにたくさん風邪をひいた人は、高齢になって風邪をひく頻度は低くなります。ただし、インフルエンザはウイルス自体が姿かたちを変えてしまいますので、何度も感染する可能性があります。

不完全中和抗体の場合は、その相手の微生物を排除することができません。ですから、「不完全中和抗体が体内にある」ということは、その菌やウイルスが体内に存在している、ということでもあります。肺炎クラミジア菌やピロリ菌、ヘルペスウイルスやC型肝炎ウイルスに対しては不完全中和抗体しか作れませんので、その抗体が体内にあれば、それらの菌やウイルスが体内に宿っているということを意味するのです。

新たな病原ウイルスが体内に入ってくると、細胞内で増殖しながら、ウイルスは次々と飛び火していきます。同時に、抗体づくりが始まりますが、抗体産生には時間がかかります。時間がかかっている間に、ウイルスは範囲を広げていきます。

抗体ができると、その抗体は、ウイルスが感染している細胞そのものも「非自己」と認識しますので、その感染細胞ごと破壊してしまいます。抗体が産生された時点で、もしウイルスがかなりの範囲まで広がっていたら、広範囲に細胞も壊されるので、重症になります。例えば、ウイルスが喉頭や気管支だけにとどまっている間に抗体ができれば、単なる喉頭炎や気管支炎ですむのに、肺にまで広がっていたら肺炎になってしまう、という具合です。

感染が広範に及ぶ前に抗体ができなければいけません。抗体ができる速度を早めるには、キノコ成分のβ《ベータ》グルカンが有効といわれています。

免疫の「余計な現象」がアレルギー

人体に、「非自己」が侵入したときに、それを排除するのが免疫の役割ですが、排除の過程で、「余計な現象」が発生することがあります。それが、日常的に経験する「アレルギー」です。体調管理上、アレルギー反応は非常に面倒な現象です。

日常のアレルギー現象を知るためのキーワードが「ヒスタミン」です。人体のあちこちに、そのヒスタミンを蓄積している細胞がいるものだと思ってください。その細胞からヒスタミンが放出された瞬間、周辺の毛細血管が変化して、血液成分が染み出します。するとその周辺は赤く腫れ、同時に、かゆみ、痛みを発生させます。

虫に刺されたとき、虫は何かの有害成分を注入します。その有害成分に反応して、その周辺の細胞がヒスタミンを放出します。ですから、赤く腫れて、痛み、かゆみが発生するのです。

ヒスタミンの作用を止める薬を抗ヒスタミン剤といいます。虫に刺されたときに、その部位にかゆみ止めの薬を塗る人もいますが、抗ヒスタミン剤を内服した方が、腫れやかゆみはよく治まります。抗ヒスタミン作用は、アレルギー抑制薬でもありますので、その作用を含んでアレルギーを抑える薬を抗アレルギー剤といいます。薬局では、「アレグラ」という薬が市販されています。

食物成分のうちタンパク質は、バラバラのアミノ酸に分解されて吸収されますが、アミノ酸がつながったまま吸収されてしまうことがあります。すると、全身に蕁麻疹《じんましん》ができる原因となります。つながったまま吸収されたアミノ酸に対して、全身のヒスタミン貯留細胞が反応を起こしてしまうのです。それが食物アレルギーの原因です。蕎麦アレルギーは重篤で、命を失いそうになることもあります。

小麦、大豆、トウモロコシにもアレルギーを持つ人がいますので、身の回りの何がアレルギーの原因になっているか、わかったものではありません。私は、自分がタケノコにアレルギーを持っていることを、タケノコを2〜3回食べてみてわかりましたが、エビの頭の殻に小さなアレルギーを持っていたことに気づくまで30年かかりました。

毎日蕁麻疹が出るという場合、視床下部失調が原因のことが多い（要するに、精神的な原因）のですが、日ごろ、何気なく食べている食べ物が原因になっていることもあります。よく振り返ってみてください。

食物アレルギーに対しても、抗アレルギー剤が有効です。ドラッグストアで売っているアレグラをまず内服してみるといいです。

花粉の季節が気にならなくなる治療法

花粉症は、鼻粘膜や目に飛び込んできた花粉という異物を排除するために生じる病気です。鼻粘膜や涙腺周囲に存在するヒスタミン貯留細胞が、花粉に反応した瞬間にヒスタミンを遊離します。すると、大量の鼻水や涙が出て、花粉を洗い流そうとします。それだけでなく、花粉を吹き飛ばすために、くしゃみを発生させます。ヒスタミンが鼻粘膜やまぶたの結膜に作用してかゆみ、痛みを発生させます。

花粉症に対しては、いろいろな治療方法があります。抗アレルギー剤を使用するのが一般的ですが、レーザー治療や減感作療法なども実践されています。

私は重度の花粉症患者です。2月末から、3月、4月は、外を歩くだけで目が痛くて、涙、鼻水が大量に出て、辛くてどうしようもありませんでした。診察中は、室内に花粉が入らないようにしていましたが、患者の服についていた花粉に反応して、すぐに症状がぶり返します。抗アレルギー剤が効くこともありますが、とても間に合わないということもしばしばです。しかし、あるとき良い治療方法を探しあて、平成7（1995）年ごろからは、まったく花粉症の季節を苦にしなくなりました。その治療方法を紹介しましょう。

それは、ステロイド剤の一種であるケナコルト‐Aという薬をお尻に注射することです。1回注射するだけで約1カ月あまり、花粉症の症状はなくなります。この注射薬のおかげで、花粉症の季節は何の悩みもなくなりました。

ステロイド剤というのは、副腎皮質ホルモン剤のことで、抗炎症作用、免疫抑制作用があります。第二次世界大戦のとき、空軍のパイロットが風邪をひいて鼻水や咳がひどくても、敵地が近づくとぴたりと症状がなくなったそうです。緊張感の中で、体内に何かの物質が出てきて、それが風邪の症状を抑えているのだと推定され、研究が進んだ結果、発見されたのが副腎皮質ホルモンでした。免疫抑制作用を持ちますので、自己免疫疾患に対して診療現場では盛んに用いられています。

副腎皮質ホルモン剤は、免疫を抑制しますので、花粉症にも効くだろうと推測され、私はいろいろな薬を自分の身体で試しましたが、まったく効きません。しかし、ケナコルト‐Aを筋肉注射したときだけは、なぜか効きました。しかも、約1カ月も効き続けるのです。ステロイドの免疫抑制作用が1カ月も続くはずがありません。せいぜい数日から1週間です。

この謎を解明するために、私は次の仮説を立てました。

「ケナコルト‐Aを1回注射すると、長年にわたって築かれた花粉症のメカニズムがいったん消滅する。だから、症状がぴたりとなくなる。そして、身体はそのメカニズムを再構築しようとするが、その再構築に１カ月かかる」

というものです。

何はともあれ、この注射薬のおかげで花粉症の悩みはなくなりました。

ケナコルト－Aは、自己免疫疾患の治療の際は、週１回の注射を数カ月間連用することがある薬ですので、それ以上の長期間の連用をしない限り、大きな副作用の心配はありません。とはいえ、口内炎や胃潰瘍があるときは治りが遅くなります。また、風邪をひいて熱が出ている最中に注射するのは望ましくありません。身体状況を分析したうえで注射するのがいいでしょう。

脳の衰えを防止するためには、
脳内の毛細血管を流れる赤血球の
変形能力が大切です。
赤血球の変形能力が低下すると、
血液の通りが悪くなり、脳機能が低下します。
変形能力を高める栄養素のことを
知らなければいけません。

記憶や判断、動きをつかさどる脳

脳は、視覚、聴覚などの五感を感じ取る以外に、「知能」「運動能」「自律神経・ホルモン・免疫力の統御」の3つの機能を持ちます。

知能をつかさどるのが、海馬と前頭葉です。運動能をつかさどるのが頭頂葉と小脳です。自律神経・ホルモン・免疫力をつかさどるのが、視床下部です（イラスト①）。

言葉を介して作られた記憶は、1単元ごとに海馬に格納されています。海馬は側頭葉の上部内側にあります。ほとんどの人は左の側頭葉にありますが、約15％の人は右の側頭葉にあります。

今、目の前にある事象を覚えるのも記憶ですが、「こういうことをしてはいけない」「こういうときにはこうしなければいけない」というのを覚え続けるのも記憶です。それらの記憶が格納されている海馬が機能しなくなると、日常生活に著しい支障が生まれます。その状態を認知症といいます。

海馬の記憶の一つ一つを引っ張り出して、それらを組み

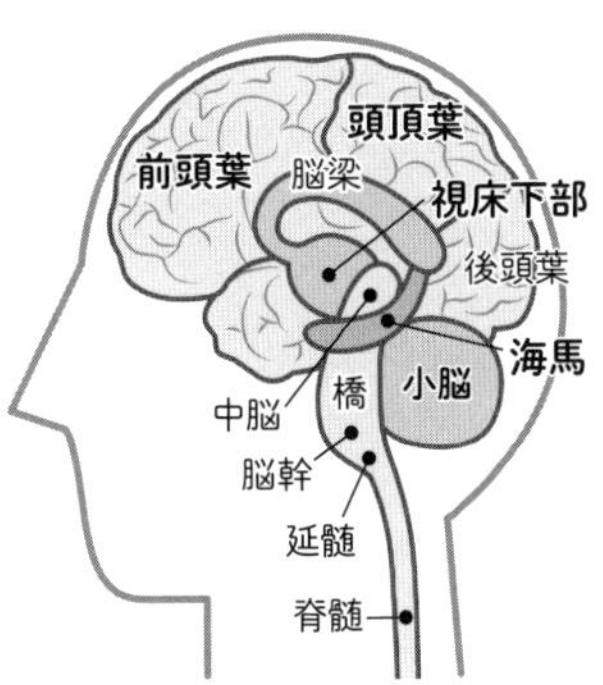

イラスト①

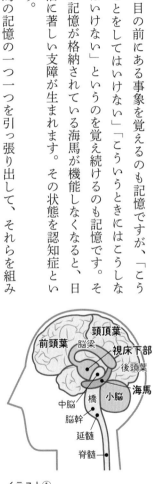

あわせて、理解、推測、判断、計算などの知的活動をするのが前頭葉です。

自由自在に手足を動かし、器用な動きができるのは人の特権的なところです。その動きをコントロールするのが頭頂葉です。ここから命令が下され、神経細胞を伝わり、すぐに小脳による調整を受けて命令部位の筋肉へ届きます。

自律神経・ホルモン・免疫力のコントロールセンターが存在するのが、視床下部です。大脳と脊髄のつなぎ目のやや前方に存在します。この視床下部には、感情・情動・本能の中枢があります。つまり、「人の心」がここにあるのです。ですから、「心」が乱れると、自律神経失調、ホルモンバランスの乱れ、免疫力の異常がもたらされます。

「イライラして血圧が上がる」
「失恋のショックで生理が止まる」
「ストレスが続いて免疫力が低下して、ガンが出てくる」
「ストレスなことがあると蕁麻疹《じんましん》が出る」

などは、視床下部失調の状態です。

視床下部を安定させて、冷静沈着な自分でいたいものです。余談ですが、緑茶成分のテアニンは、この視床下部の安定に役立ちます。茶道の「侘び、さび」と関係があるかもしれません。

加齢に伴う脳の衰えはなぜ起こるのか

脳細胞が、きっちりと活動し、役割を果たすには、栄養と酸素が必要です。栄養と酸素が不足すると、脳細胞は機能を発揮することができません。

脳細胞に酸素と栄養を運ぶのは、脳血管の役割です。脳血管にくびれや詰まりができて、血液の通りが悪くなったり、場合によっては遮断されたりすると、その下流の領域は、栄養不足、酸素不足に陥り、機能が弱まったり、死滅したりします。

脳の表面には肉眼で見える太い動脈がありますが、脳の内部には極細の血管が縦横無尽に走行しています。この極細の血管は、加齢に伴い、血液の通りが悪くなるのです。血液の通りが悪くなったところから、細胞は機能を低下させ始めます。それが加齢に伴う脳の衰えです。

海馬、側頭葉の血流が減ると、記憶力が低下します。

前頭葉の血流が減ると、想起力、判断力、理解力、推察力、計算力などが鈍ります。

頭頂葉の血流が減ると身体の動きが鈍くなります。

小脳の機能が低下すると、指先の動きが安定しなくなり、歩いていても足元が安定しなくなります。

脳の奥深くの黒質線条体という部分の血流が減ると、筋肉が柔軟性を失い硬くなります。前かがみでよちよちと歩くようになります。

加齢に伴う脳の衰えを防止するには、脳細胞の隙間をめぐる毛細血管の、血液の通りの良し悪しを最も重視しなければいけません。

ＥＰＡが赤血球の変形能力を高める

脳細胞の隙間を流れる毛細血管で血液の流れが悪くなると、運動機能、知能の衰えにつながります。毛細血管の直径は6ミクロンです。そこを血液が流れるのですが、赤血球の直径は8ミクロンあります。つまり、細い血管の内腔を、その内腔の直径より大きい赤血球が流れているのです。物理的に可能なのでしょうか？

赤血球はグニャリと変形することができるのです。脳の毛細血管の隙間を赤血球は細長く変形して通過し、毛細血管に接する脳細胞に酸素を与えているのです。

赤血球の弾力性、変形能力が高ければ、脳に血液がしっかりと巡り、変形能力が弱ければ、脳への血液の巡りが悪くなります。

睡眠不足は赤血球を硬くして、変形能力を低下させます。ですから、寝不足のときは、頭が冴えないのです。運動能力も低下しています。

赤血球の変形能力を高めるには、青魚成分のＥＰＡ（エイコサペンタエン酸）を摂取すればいいです。赤血球の変形能力が高まることが知られています。高齢者がＥＰＡをサプリメントで摂取すると頭が冴えてくることがありますが、それは赤血球の変形能力が高まって、脳内の隅々に血液が巡るようになったからです。

またも青魚成分のＥＰＡがでてきましたが、脳と心臓を守るために、ＥＰＡはフルに活躍するのです。

ところで、脳細胞はブドウ糖をエネルギー源とします。脳細胞がこのブドウ糖を取り込むのに、アディポネクチンという成分が関与しています。アディポネクチンは、特定の脂肪細胞から血液中に分泌される成分で、脳細胞のブドウ糖の取り込み効率を高めます。ですから、アディポネクチンが低いと、ブドウ糖の消費が進まず糖尿病を発症しやすくなり、また、脳細胞が衰えやすいということになります。実際に、１００歳以上の長寿者で認知症を起こしていない人は、アディポネクチンが高い人が多かったというデータがあります。

このアディポネクチンは、伊豆諸島を原産とする明日葉《あしたば》の葉緑素であるカルコンを摂取すると上がってきます。カルコンを摂取して、アディポネクチンが高まって、認知症の発症が減るかどうかは、今後の研究に期待することになります。

成長ホルモンには若返りの特効作用があります。
ごく少量の成長ホルモン投与で、
意欲、体力、容姿は回復します。
加齢によって衰えた身体を回復させることを
「エイジングリカバリー」といい、
それを実施できる時代になっています

1週間で爪が丈夫になり、髪につやがでる

成長ホルモンは、もともと子供の背を伸ばす体内ホルモンです。10歳代前半には身体の中にたくさんありますが、10歳代後半ごろから減り始めます。

この成長ホルモンを大人になってから投与すると、加齢に伴って衰えた人体の諸機能が回復します。投与の仕方としては、舌下投与をおすすめします。舌の下にシュッとスプレーする投与方法です。

投与を開始したら、まず爪をよく見てください。1週間もしないうちに爪が丈夫になり、伸びるのが早くなります。そして、髪を見てください。つやが出て、伸びるのが早くなり、どっしりとしたボリューム感も出てきます。この二つの効果が現れたら、身体の中の「タンパク同化作用」という化学反応が高まっている証拠になります。

タンパク同化作用というのは、人体を構成するタンパク質を作り出す作用のことです。この作用が高まると、骨が丈夫になり、筋肉も丈夫になります。抗体を産生するメカニズムもタンパク同化作用ですので、免疫力が高まります。さらに、皮下組織の成分が増えて、肌にハリが出てきます。ケガをしたときなどは、治るのが早くなります。

もともと子供の背を伸ばすホルモンですので、骨が丈夫になる作用もしっかりとあり、

骨粗しょう症の強い予防力を持ちます。高齢になったら骨を丈夫にして、転倒時の骨折を何としても予防したいものです。なお、骨折したときも、成長ホルモンを投与すると治るのが早くなります。

億劫《おっくう》感がなくなり活動的になり、体力が高まる

成長ホルモンは心理状態にも良い影響を与えます。若者が繁華街で盛り上がっている様子を見てください。心の中に、「何かいいことがありそうな予感がしてウキウキする」というのがあって盛り上がっているのです。それが、成長ホルモンが脳に与える作用です。だから、成長ホルモンを投与すると、心が前向きになり、ポジティブになり、積極的になり、挑戦的になります。物事に取り組むのが億劫でなくなり、活動的になります。

家に閉じこもってしまった高齢者に、成長ホルモンを投与すると、「デパートに行きたい」「海外旅行に行きたい」と言い出します。

成長ホルモンは、筋肉の瞬発力、持続力を高めますので、スポーツ競技においてはドーピング薬物になります。長距離走、水泳のタイムがよくなり、野球やゴルフにおいては、打った球の飛距離が伸びます。日常生活においては、疲れにくくなり、疲労回復力が高まります。坂道を上ると息切れしていた人が、その坂を楽に登れるようになります。いつも

エスカレーターを使っていた人が、階段を駆け上ってみようか、という気分になります。その他に、内臓脂肪の減少、熟睡感が高まる、夜間の排尿回数が減る、などの効果があります。

通常は、舌下投与型のスプレー剤で利用しますが、注射で投与すると、前記の効果以外に筋肉ボリュームが高まるという効果も現れます。

成長ホルモンの舌下投与においては、ごく少量の投与で十分な効果が現れる人、標準量の投与で効果が現れる人、やや多めの投与でないと効果を実感できない人に分かれます。使用した量に比例して効果が現れるのです。

副作用のことが気になりますが、異常な大量投与をしない限り副作用の心配はありません。

舌下投与では血中濃度の一瞬の高濃度スパイクを作ることを目的としていますので、持続高濃度になることはなく、大量投与にはならないため、副作用の心配はありません。

注射で投与すると、持続高濃度になり、大量投与に相当することがあり、副作用を念頭に置かなければいけません。長期間連用すると、糖尿病、手根管症候群《しゅこんかん》（指先がしびれる）などのリスクがあります。もともと糖尿病の人には注射で投与しない方がいいです。逆に、糖尿病の人に成長ホルモンを舌下投与すると、内臓脂肪が減る上に、活動性が高まるので、血糖値はむしろ低下します。

夢と希望、意欲を与える成長ホルモン

「年をとっても、おしゃれを楽しみ、恋を楽しみ、男女仲良く手をつないで公園を散歩する。身体をよく動かして、スポーツにも取り組む。ときには海外にも出かける」

そんな社会を実現するために生まれたのが、アンチエイジング（抗加齢）の医学です。

１９９０年代、世界の医学は遺伝子解析に集中しました。ヒトの遺伝子配列がほぼ解明された１９９０年代末ごろから、医学研究の一つとして、アンチエイジング医学が芽生えました。

加齢現象そのものを「やむを得ないもの」とあきらめるのではなく、「防止できるもの。回復できるもの」と考えて、そのためにどうしたらいいか、という研究が始まったのです。

酸化ストレス、長寿遺伝子など研究分野は多岐にわたりましたが、重要なのは、実践応用です。その実践応用の一つとして誕生したのが「成長ホルモン」です。ちょうど遺伝子解析が前倒しで完成していましたので、成長ホルモンを工業的に合成できるようになり、診療現場に持ち込まれたのです。

成長ホルモンは、アミノ酸が１９１個つながったペプチドホルモンで、脳の下垂体とい

う部分で生合成されて一時ストックされ、その後、分泌されて血液中の濃度が高まり、すぐにＩＧＦ－１に変換されて濃度が低下します。日中には血中濃度のスパイクができます。夜間11時から2時の間には、多く分泌され持続的な濃度になります。

成長ホルモンの血中濃度スパイクは、10歳代の背が伸び盛りの時期に回数が増え、日中に10回以上分泌されます。それが、30歳、40歳を超えると、日中のスパイクが0〜2回に減ります。人によっては、2〜5回ほどある人もいます。身近に、「ポジティブでやる気満々」な人がいたら、その人は、日中に5回くらいのスパイクがあるのかもしれません。

そこで、舌下投与スプレー剤で血中濃度のスパイクの回数を3回ほど増やしてあげようというのが、成長ホルモン治療の考え方です。副作用がほとんどないのは、このメカニズムから理解できると思います。

ただし、初めて成長ホルモンを舌下投与した際に、投与直後に血圧が下がってフラッとすることがあります。2回目以後はなくなります。念のため、最初の1回は座って投与するのがいいです。

成長ホルモンの「意欲を高める効果」は、注目に値します。うつ病を発症して抗うつ剤の薬漬けになっている人を成長ホルモン投与によって減薬させることができるからです。

一般に、軽いうつ病の際に抗うつ剤を飲むと、薬の副作用で太ってしまうことが多いのですが、成長ホルモンの場合は、脂肪を減らしながら抗うつ作用を発揮できますので、価値が大きいと見ています。

この成長ホルモンで、「気力、体力、容姿の衰え」を感じる多くの人たちに夢と希望、意欲と回復を与えることができる時代になっています。10年以上続けている人がたくさんいますが、皆、衰えないで、若々しく元気に生活しています。

第4章

食生活からの健康づくり

遺伝からくる体質は変えることができません。
宿命と割り切るしかないのです。
ただし、食生活からくる体質は、
努力により変えることができます。
長年の食生活の結果で、人の体質は、
ＥＰＡ体質とアラキドン酸体質に分けられます。
健康で長生きを目指すなら、
ＥＰＡ体質作りが大切です。

遺伝的な体質は変えられない

日ごろ何気なく、「体質」という言葉を使っています。

「疲れやすい体質」

「風邪をひきやすい体質」

「太りやすい体質」

「お酒に弱い体質」

などです。

他者と自分の身体の違い、よく起こる不調などから、漠然と「自分の身体には、こういう特徴がある」と思い込んでいることがあります。それこそ、自分の身体の体質です。

しかし、医師は「体質」にあまり関心を持っていません。医師は「病気になった人を治療する」のが仕事ですから、まだ病気になる前の人が、日常的に気にしている「体質」には関心が乏しいのです。ただし、病気になった患者の遺伝的背景には関心を持っています。

遺伝的な体質は、確かに存在します。「太りやすい体質」はまさに遺伝体質として存在しますし、「お酒に弱い体質」も遺伝です。筋肉、神経の病気などでは遺伝病もかなり存在します。遺伝性のアルツハイマー病もあります。

遺伝体質は、変えることができません。死ぬまでその遺伝体質で生き抜かなければいけません。ですから、宿命と割り切るしかないのです。

食事によって作られる体質もある

食物の主成分は、三大栄養素である炭水化物、タンパク質、脂質です。日ごろ、この3種類は盛んに食べています。このうちどれが体質に影響するのでしょうか？

まず、炭水化物といえば、米、パン、麺、イモなどです。どれを食べるかで体質は変わるのでしょうか？　答えはノーです。これらは小腸内で消化され、吸収された後は、すべて同じ「ブドウ糖」になります。ですから、どれを食べても結局は一緒です。

タンパク質といえば、家畜の肉（牛、豚、鶏）、魚、大豆などを思い浮かべます。どれを食べるかで体質は変わるのでしょうか？　答えは、ノーです。これらは小腸内で分解され、すべてばらばらのアミノ酸になって吸収されます。最終的には、人体を構成する20種類のアミノ酸になって、自分の遺伝子に応じたタンパク質に作り替えられます。ですから、肉、魚、大豆のどれを食べても、そのタンパク質に注目する限りは一緒です。

では、脂質はどうでしょうか？　食べた脂肪分は、20種類以上の脂肪酸でできています。それらは、そのままの姿で吸収され、自分の脂肪の中に入り込みます。つまり、たくさん食べた脂肪成分が自分の身体につくのです。ですから、長年食べ続けてきた脂肪の種類は、体質に関係する可能性があります。

その脂肪成分の中で、薬理作用といっていいほどの強烈な作用を持つものが、二つあります。それが、アラキドン酸とＥＰＡ（エイコサペンタエン酸）です。

牛、豚の脂肪には、ミリスチン酸、ステアリン酸、パルミチン酸といわれる飽和脂肪酸が多く含まれています。揚げ物や炒め物で使う一般の食用油には、リノール酸が多く含まれています。このリノール酸は体内に吸収されたら、一部がアラキドン酸に変換され、自分の身体の脂肪に蓄積します。まったりとしたお菓子にもこの系統の脂肪が多く含まれています。青魚には、ＥＰＡ、ドコサヘキサエン酸（ＤＨＡ）が多く含まれています。

アラキドン酸体質で増える病気

お腹の脂肪をつまんでみてください。そのつまんだ脂肪の中には、自分がよく食べた脂肪がそのままの姿で詰め込まれています。

オリーブ油が好きな人は、オリーブ油の主成分であるオレイン酸がたくさん詰め込まれています。牛や豚の脂肪、乳製品が好きな人は、飽和脂肪酸が詰め込まれています。揚げ物や炒め物、まったりとした味わいの料理には、大量の植物性脂肪、主としてリノール酸が含まれていますので、そのリノール酸やそれが変換されたアラキドン酸が詰め込まれています。青魚をよく食べる人は、ＥＰＡが詰め込まれています。

脂肪細胞の中に詰め込まれた脂肪酸は、血中に溶けこんで平衡状態となって血中濃度を作ります。血液中のアラキドン酸濃度が高い体質を「アラキドン酸体質」、ＥＰＡ濃度が高い体質を「ＥＰＡ体質」といいます。

日本人はもともと魚食を好む民族でしたので、ＥＰＡ体質でした。しかし食生活が欧米化して脂肪食が増えたので、アラキドン酸体質に変わってきました。

アラキドン酸は、血小板凝集を促進し、炎症を惹起する作用を持っています。ですから、アラキドン酸体質になると、心筋梗塞、脳梗塞が増えると同時に、炎症が関与する疾患が増えてきます。アトピー性皮膚炎、喘息《ぜんそく》、慢性関節リウマチなどは、アラキドン酸体質になると増える病気です。さらに、大腸ガン、前立腺ガン、乳ガンも増えることがわかっています。日本人の食生活が欧米化して増えたのは、まさにそれらの病気なのです。

青魚を多くとってＥＰＡ体質を保つ

血液中のＥＰＡとアラキドン酸はどれくらいの割合がいいのでしょうか？

理想的には、ＥＰＡ：アラキドン酸＝１：２以下です。許容範囲が、ＥＰＡ：アラキドン酸＝１：３以下です。ＥＰＡ：アラキドン酸が１：３以上になると、改善が必要だと思ってください。１：10以上になると極端なアラキドン酸体質です。

最近の子供たちは魚を食べなくなったといわれています。親が魚料理をあまり作らなくなったのも原因です。子供たちを採血して調べてみると、ＥＰＡ：アラキドン酸＝１：10以上がたくさんいます。日本人のアラキドン酸体質化は、どんどん進んでいるのです。

なんとかして、ＥＰＡ体質に戻りたいものです。

身の回りの食べ物は、ほとんどの料理にアラキドン酸系脂肪が入っています。麺類なども、小麦粉を細長くする過程で、大量のリノール酸系の植物油を使っています。コーン油、綿実油《めんじつ》、大豆油、ひまわり油、サフラワー油、ごま油などはすべてリノール酸系の油です。油を使わない料理はパサパサしていておいしくありません。ですから、大量の油を使わざるを得ないのです。身の回りにあるものを食べているだけで、常にアラキドン酸系の油が体内に入ってきます。アラキドン酸系の油の摂取を減らすのは難しい時代になっています。

しかし、そのアラキドン酸だらけの食生活の中でも、どれだけしっかりと魚を食べて、ＥＰＡを少しでも多くとったかが体質に影響するのです。可能な限り、ＥＰＡ体質を作って維持したいものです。

血中EPA濃度が高い身体を持つことは、
健康長寿の体質作りの基本です。
コレステロールが高い、あるいは
アラキドン酸濃度が高い場合には、
食生活を工夫して、アラキドン酸体質から
EPA体質に変えなければいけません。

コレステロールについての真実

コレステロール値が高い場合、あるいは、ＥＰＡ（エイコサペンタエン酸）／アラキドン酸比が悪い場合、その数値そのものを心配するのではなく、その数値を作り出してしまった長年の食生活を反省しなければいけません。

脂肪摂取に問題があったために数値上に問題が出てきているのです。その脂肪摂取をめぐる真実について知ることは、健康で長生きできるかどうかに直結します。

１９７０年代、１９８０年代には、医学者の中で「コレステロールが動脈硬化の原因だ。コレステロールさえ下げれば、動脈硬化、心筋梗塞は避けられる」と叫ばれていました。しかし今、その説は崩れ始め、

「ＥＰＡ体質作りが大切である」

に変わりつつあります。その経緯はすでに述べましたが、もう一度まとめましょう。十分に理解している人は、本節の後半に進んでください。

イヌイットの食生活からわかったこと

１９４０年代前半、アメリカでは心筋梗塞死が増える一方でしたが、北欧の諸国では減

りました。当時、第二次世界大戦でヒットラーが食糧徴発を行っていたので、北欧諸国は食糧不足になっていたのです。

「粗食になれば心筋梗塞が減る」

これが最初の発見です。

食事中のどの成分が減ると心筋梗塞が減るのだろうか、が次のテーマとなり、これに関して、１９５０年代、60年代に、「脂肪である」と結論が出ました。タンパク質や炭水化物ではなかったのです。そこで、脂肪摂取を減らそうというブームになり、実際にアメリカでは心筋梗塞死が低下しました。

そのころの研究で、「脂肪摂取量が増えるとコレステロール値が高くなる」ということが判明しました。厳密には「脂肪の中でも飽和脂肪酸の摂取が増えると、コレステロール値が高くなる」という研究結果です。

飽和脂肪酸は、牛や豚、乳製品に多く含まれている脂肪で、冷えると固まるのが特徴です。冷蔵庫にいれるとドロリと固まり気味になる脂肪には、飽和脂肪酸が多く入っていると思っていいです。この飽和脂肪酸が、肝臓でのコレステロール合成の原料となります。

そこで、医学者はコレステロールの研究に一直線に進んでいきました。「コレステロールこそが、動脈硬化の原因であり、心筋梗塞の原因である」という仮説を証明するために、一生懸命になったのです。この証明には、研究のための資金が集まりました。コレステロールを下げる薬を開発したら大きな利益が見込まれる製薬会社から、研究資金が出てくるのです。研究者は、研究費をもらってしまったので引き下がることができなくなります。しかも、ネガティブなデータを出すわけにはいかなくなります。そうした背景の中で研究は進み、「コレステロール悪者論」は確立し、やがて１９８０年代後半に、「スタチン系」といわれるコレステロール降下剤が開発されました。

コレステロール研究が真っ盛りの裏側で、別の研究も進んでいました。グリーンランドのイヌイット（エスキモー）の調査です。イヌイットの人たちは大量の脂肪を摂取しているのに、心臓死が本国デンマークの10分の1もありません。どんな食生活をしているのかというと、主食がトド、アザラシなどの海生動物の肉、および魚肉でした。遺伝問題を含めて総合的に検討した結果、ＥＰＡとアラキドン酸の研究へと進歩し、１９８０年代には、「アラキドン酸が心筋梗塞の元凶であり、ＥＰＡがそれを救済する」という図式が見えてきました。

この研究成果は、「食生活を改めよ。魚をたくさん食べなさい」という結果になりますので、製薬会社にはメリットが乏しく、あまり世に広まりませんでした。一方、「コレステロールを下げる薬が開発された」ことは大々的に広まりました。

1990年代、コレステロールを下げるスタチン系医薬品は隆盛を極めました。しかし、「どうも、おかしい」と一部の医師の中から疑問がわいてきたのです。そして、世界のコレステロール治療のガイドラインを作成した委員9人のうち、8人がスタチン系医薬品メーカーから莫大な利益供与を受けていることが判明しました。

2004（平成16）年に、その8人を排除した後で新たに調査しなおしたところ、スタチン系薬品を投与してコレステロールを下げても、心筋梗塞は減っておらず、死亡率も低下していないことが判明したのです。

コレステロール値が高い場合は薬で下げよう、という治療方針は絶対性が低下し、コレステロールが高い場合は、その裏に潜む食生活を改めよう、そして、魚の成分のEPA摂取量を増やそうという健康管理学の流れが誕生しています。

EPAは、三大栄養素の一つである脂質の一種ですが、身体に特別な機能を与えますので、第6章で詳しく述べる「第4栄養素」の一種ということにもなります。

青魚を中心とした食生活に戻す

さて、血中のEPA濃度が高い「EPA体質」は、どのようにしたら作れるのでしょうか？

身の回りにある食べ物の何を食べても、多くの脂肪が体内に入ってきます。脂肪のない食べ物は、ぱさぱさで食べられたものではありません。脂肪をたくさん含ませると、まったり感が高まりますので、グルメ時代は自動的に大量の脂肪をとってしまうことになります。脂肪を摂取すればするほど、脂肪成分のメインであるリノール酸の摂取が増え、アラキドン酸体質化が進みます。それはやむを得ません。

その増えた脂肪摂取の中で、日常的にどれだけ多くのＥＰＡを摂取したかが重要なのです。何を食べればいいのでしょうか？

ＥＰＡを生合成できる生物は、植物性プランクトンとオキアミです。この両者から食物連鎖を考えると、わかりやすいです。その両者を食べる小魚、その小魚を食べる大きな魚、それらを食べる海獣……となります。脂ののったサンマ、イワシにはＥＰＡが多く含まれていますし、マグロ、カンパチなど、海の表層を泳ぐ魚にも多く含まれています。それらを食べることで、身体の中に多くのＥＰＡが入ってきて脂肪細胞にストックされるのです。つまり、青魚中心の魚食民族本来の食生活に戻せば、ＥＰＡ体質を獲得できます。

通常の食用油はリノール酸系が中心で、体内で悪性のアラキドン酸になって蓄積されます。しかし、食用油のうち3種類だけ、体内でＥＰＡに変換される食用油があります。シソ油、アマニ油、エゴマ油です。家庭で使う油をその3種類に限定して、2年間外食をせず、家で食事をすれば、これもまた見事なＥＰＡ体質になります。家庭料理で何とかしたい人にはおすすめです。

ＥＰＡはサプリメントでも摂取できる

子供のころに魚をたくさん食べた人は、ＥＰＡ体質になりやすいです。そして、成長期にＥＰＡ体質を作ることができた子供は、大人になって食生活が乱れても、ＥＰＡ体質はなかなか崩れません。身体が大きくなる過程では、脂肪細胞の中だけではなく、人体を構成する細胞の細胞膜の中にＥＰＡが入り込んでくれるので、大人になっても食生活に左右されにくく、ＥＰＡ体質が続くのです。魚を食べるのが苦手な子供は、ＥＰＡ体質になれません。成長期の子供にサプリメントでＥＰＡを与えると、頑強なＥＰＡ体質が出来上がります。

大人になってから、ＥＰＡ体質に変換するのは大変な努力が必要です。総脂肪摂取を減らし、それでいて、魚介摂取を増やす努力を数年以上続けなければいけません。この観点からは、ＥＰＡをサプリメントで摂取することも推奨されます。

女性の場合、さらに深く考えなければいけません。ＥＰＡやアラキドン酸は胎盤を通過しますので、胎児が母体の影響を受けます。ＥＰＡ体質の母親からはＥＰＡ体質の子供が生まれ、アラキドン酸体質の母親からはアラキドン酸体質の子供が生まれます。最近の子供に増えている喘息《ぜんそく》やアトピー性皮膚炎は、炎症と関係しており、アラキドン酸体質がその炎症を助長します。妊娠中、あるいは妊娠前にはＥＰＡ体質になっておきたいものです。

なお、閉経後の女性は、コレステロール値は自動的に上がってきます。むしろコレステロール値が高めの方が、死亡率は低くなりますので、コレステロールの数値を気にする必要はありませんが、魚食量を増やしてＥＰＡ体質に変わっていけば、健康上は大きなメリットがあるのは間違いありません。

27

体重管理は健康管理の基本。まずはベスト体重の設定を

たくさん食べれば体重は増えます。
食べる量が少なければ体重は減ります。
ここ1カ月、体重が変わっていないのなら、
食べたカロリーと身体が消費したカロリーが
つり合っているのです。
自分にとってのベスト体重を定めて、
その体重の前後を維持する努力は、
日常の健康管理の基本になります。

食べたカロリーと消費したカロリー

思う存分に食べて、体重が増え過ぎているのに、「そんなに食べてないはずです」と言う人は大勢います。一方で、食事のたびに「こんなに食べちゃった」と言いながら痩せている人も大勢います。体重管理に関して人の言い分を聞いていると、きりがありません。どんなに言い訳をしても、体重変動に関しては一つの法則があります。

「ここ1カ月、体重が変わっていないのなら、ここ1カ月に食べたカロリーと身体が消費したカロリーがつり合っている」というものです（脱水症状や病気による水分貯留を除く）。自分の一日の消費エネルギーを知りたければ、ここ1カ月体重が変わっていない場合は、毎日食べているカロリーと同じであると考えればいいのです。

ここ1カ月で体重が増えたのなら、食べた量が多かったということです。逆に体重が減っていたなら、食べた量が少なかったということになります。

人の心底には、「しっかり食べて栄養をつけなければいけない」という本能が潜んでいます。東日本大震災の直後は、なぜかその本能が急に露出して、太ってしまった人が大勢現れました。確かに、人類の歴史は食べ物を確保することの苦労の歴史でもあり、餓死者が大勢現れた時期が周期的に存在しました。しかし、今の日本は、餓死者が現れる社会環境ではありません。「腹が減って死んでしまう」ということはあり得ず、むしろ、「満腹が続けば死んでしまう」という時代なのです。

「ベスト体重」は自分で定めていい

成人になったら、「自分にとってのベスト体重は何kgか」という問題を考えなければいけません。この数字に、医学的根拠を求める必要はあまりありません。自己のイメージで定めていいのです。

同じ身長170㎝の人に対して、医学的に「あなたは何kgでなければいけない」というのはありません。80kgと定める人もいるでしょうし、65kgと定める人もいます。自分が定めて構いません。

「食べることが好きなのか、好きでないのか」
「姿を見せることが仕事なのか、仕事とは関係ないのか」
「ストレス発散は食べることなのか、そうではないのか」
「自己満足できる体型はどんなものか」
「会食が重要な意味をなす仕事をしているのかどうか」
「骨格、筋肉は華奢なのか、頑丈なのか」

などを考え併せて、「私のベスト体重は何kgである」と定めればいいのです。

定めたベスト体重は、多少多めでも構いません。長生きできるかどうか、つまり、寿命管理的には、身についている脂肪の量はそれほど重要ではなく、脂肪の種類の方がはるかに重要だからです。「脂肪の種類」の話は、前節でお話ししました（[26] 176ページ参照）。

ただし、「身長は170cmだけど、ベスト体重は95kgである」というふうに、かなり多めに設定した場合は、「膝を守る」ことを考えなければいけません。「努力して膝を守る」のでしたら、靴に気を使うと同時に太ももの筋肉を鍛え続けるようにしてください。「努力しないで膝を守りたい」のでしたら、グルコサミンやコンドロイチンなど、膝の軟骨の構成成分を摂取するようにしてください。

ダイエットのコツは「食後の体温上昇」

ベスト体重の設定にあたっては、年齢のことも重要です。同じ食べる量を続けても、加齢に伴い、体重は増えるからです。「その理由は?」と尋ねられると、たいていの人は「代謝が落ちるから」と答えますが、それは、あまりにも漠然とした答えなのです。

明確な答えとしては、「食後の体温上昇がなくなるから」と覚えてください。20歳代くらいの若いときは、食後に体温が上昇します。食後には「暑いなあ」と思ったり、汗ばんだりしています。だから、多くのカロリーを摂取しても、その後に体温が高まり、食べたカロリーのうちのけっこうな量が消費されてしまいます。

20歳代後半を過ぎてくると、この「食後の体温上昇」がなくなります。ですから、摂取したカロリーが丸ごと身についてしまいます。加齢に伴って体重が増えるというのは、その「食後の体温上昇」の差が大きいのです。

30歳を超えて、体重を落としたいときは、食後の体温上昇を取り戻しておかなければいけません。その方法として最も手っ取り早いのは、ミネラルの「クロム」を利用することです。クロムを朝に200~400μgほど摂取しておくと、食後の体温上昇が回復します。これは即効性があり、身体で感じることができます。食後の体温上昇を回復させたうえで、ダイエットに取り組むと、体重を落としやすくなるのは間違いありません。

クロムによる食後の体温上昇のメカニズムは医学的に証明されていますが、ここでは難しいことは述べません。クロムを摂取しておくと、運動時の発汗量がどっと増えますので、すぐに実感することができます。

なお、「若いころはもっと食べていたのに」と心の中で思っている場合は、反省が必要になる場合もあります。よく分析すると、「若いころにもっと食べていた」というのは、「ご飯をドンブリで2杯は食べていた」という程度のことが多いのです。年をとって裕福になってくると、「ごはんでドンブリ一杯分」に相当するカロリーを持つ料理が、身の回りにたくさん並んでいます。

ストレスをためずに、総摂取カロリーを減らす

さて、心の中でベスト体重を設定したら、自分の体重をベスト体重前後にフィットさせなければいけません。そのためには、自分の食習慣づくりを考えなければいけないのです。一日の総摂取カロリーが重要ですから、自然に総摂取カロリーを減らせる食習慣づくりを工夫するようになります。

一日2食でも、3食でもかまいません。ちょこちょこと頻繁に食べるのも構いませんし、昼食だけをドカッと食べて、朝と夜は少なめにする、などでもかまいません。夕食はビールから始めると食べる総量が減るという人もいます。お酒をやめると甘いものが欲しくなり、かえって体重が増えるという人もいます。どんな方法でもいいので、自分のストレス発散になりやすい食習慣を考えてみてください。

結局は、ここ1カ月、体重が変わらなければ、摂取したカロリーと消費したカロリーが釣り合っているということです。自己の体重変動に関して、その法則を心の中にいつも思い起こすようにしてください。

自分の意思で食べる量を
コントロールしなければいけない、
ある意味で過酷な時代です。
体重が増えて、どうしようもないときは、
医療用の食欲抑制剤を積極利用するのも
健康管理の一つの方法です。

「これではいけない」と思いつつ食べてしまう

食べ過ぎれば体重は増えます。食べなければ体重は減ります。そんなことはわかりきっていますが、食べる楽しみの誘惑には勝てないものです。

人は口から摂取するものだけを、唯一の栄養源として生きています。他に栄養の摂取方法はないのです。栄養が欠乏すれば、痩せ衰えて死に至ります。ですから、人類誕生のときから、その栄養が欠乏することに強い不安を持ってきました。人は、機会があるなら、できるだけたくさん食べておこうとする本能を持っています。

食糧が豊富な時代になり、その本能が仇《あだ》となっています。ついつい食べ過ぎて、体重が増えてしまうのです。過体重が健康に悪いことなど、よくわかっています。食欲を我慢して食べる量を減らさなければいけないという、過酷な時代になりました。

また、ストレスが多い時代です。ストレスは脳の視床下部に影響を与えて、本能を狂わせます。

「食べなければイライラする」

「ストレス発散のために、食べなければ気が済まない」

という人が大勢現れます。そして、視床下部にある摂食中枢、満腹中枢と連動し合って

「たくさん食べれば落ち着く」

という状態になります。本能がそうなるのだから、どうしようもありません。

もともと人の身体は、体重が増え過ぎてしまうと肥大した脂肪細胞からレプチンという食欲抑制物質が分泌され、食欲が抑えられます。しかし、そのレプチンによる調整能力の歯車が一時的に狂ってしまうことはよくあるのです。

本人は、

「これではいけない。なんとかしなければいけない」

と思っているのですが、身体がいうことを聞きません。ついに、気づいたときには過剰に太ってしまっているのです。食欲に関してはニッチもサッチもいかないことはあるのです。食欲中枢の問題であり、人間本能の問題です。

「あのとき、食べまくらなければ気が済まなかった」という期間に5～10kgくらい増えてしまって、そのまま落とすことができない、なんてことは、よくある話です。体重は、すぐに増えますが、落とすのは簡単ではないのです。その増えた分を落とすために四苦八苦します。しかし、成果はなかなか上がりません。加齢に伴い消費エネルギーが減るので、ますます苦労します。

20歳以後の体重の変化を思い出してみてください。あのときに3kg増えた。あのときに

5kg増えた。あのときは10kg増えた。頑張って5kg落としたけど、かえってリバウンドで7kg増えてしまった、などの思い出がいっぱいわいてきます。

体重管理を容易にする食欲抑制剤

食欲中枢を含む身体の歯車が狂ってしまったときに、思い出してほしいのが、医療用の食欲抑制剤です。成分名を「マジンドール」といいます。小さな錠剤です。

昼食の1時間前に、この薬を内服すると、目の前に食べ物があっても手が伸びなくなります。そして少し食べれば「もういいや」という気分になります。寝るまで効いています。「食べたいのに食べられない」という苦しみではなく、「いつも満足している」という喜びの中で食べなくなります。食べる量が減りますので体重が落ちていく、という当たり前の原理です。ただし、この薬は投与量に比例して効果が現れますので、使い方にはかなりのコツがあります。熟達した医師でないと適切に使いこなすことはできません。

弱点は、喉が渇くことと、便が硬くなることです。この両者に対しては、桑の葉茶が有効です。喉の渇きを潤すのと同時に、桑葉の成分が食べ物の腸内通過時間を早めて、便を柔らかくします。

他の副作用として、初日に軽い吐き気がして気持ち悪くなることがある、数日後に軽い頭痛を感じることがある、などがありますが、いずれもよい対処方法があります。

この薬と自分をマッチングさせることができれば、生涯の体重管理は容易になります。5〜10kg落とすのは容易で、3カ月の薬使用を1セットとして、1〜3年で2〜3セットほど取り組むと20〜30kgの減量も可能です。実際には、気楽に実現できる体重目標を設定します。

この薬は3〜4カ月以上使っていると、だんだんと効かなくなってきます。効かなくなる前に内服を中断して休薬します。効かなくなる前に休薬すると、薬を再開したときにまたよく効くのです。休薬期間は1カ月〜1年と人それぞれです。休薬中は体重が横ばいの人もいますし、少し増える人もいますし、食べ過ぎる感覚がなくなって、さらに体重が落ちる人もいます。

医師の指導のもとでダイエットに励む

この薬を使いこなしたことがない医師は、身体依存のことを心配します。つまり、「身体が欲して薬がやめられない。薬を中断すると身体に異常が起こるのでは」というものです。しかし、この薬は継続して使用すると効かなくなり、つまり耐性ができるため、身体依存する人は現れません。私は3000人以上にマジンドールを使ってダイエット指導を行いましたが、身体依存を起こした人は0人でした。

稀に、「薬を飲んでなければ不安になります」と、精神依存的なことを話す人もいますが、「続けていたらすぐに薬が効かなくなりますよ」「効かなくなるまで続けたら、再開したときも効かないですよ」という話をすると、すぐにやめてくれます。

マジンドールは、処方せん医薬品ですから、この薬を使用するときは医師の直接指導が必要となります。それらの対処方法を教わって、きっちりと指導を守ってダイエットに励むことになります。

体重を落としながら、体重増減の医学的原理、特異動的作用、味覚特異性満腹、褐色脂肪細胞、ローT3シンドローム、低血糖発作、DNJ効果、β《ベータ》3アドレナリン多型解析など、ダイエットセオリーを学べば、今後の体重維持に役立ちます。それらのセオリーは本書では割愛します。

太ったままの身体で生活し続けるか、思い切って食欲抑制剤を使って、一定量の脂肪を落として新しく生まれ変わった身体を手に入れるか、そこは考えどころです。薬なしで自力で体重を落とせるなら、それにこしたことはありません。すぐに実行してほしいものです。

体重を減らした後は、EPA体質作りに取り組んでください。脂肪が減っているので、

ＥＰＡ体質に変身しやすくなっています。

この薬が認可された直後の平成５（１９９３）年のことです。体重１１０kgで、糖尿病、高血圧、高尿酸血症その他で、10種類以上の薬を飲んでいる62歳の男性を指導しました。そして、この薬で86kgまで痩せさせました。内服の薬は半減しました。

その後、体重はじわじわと増えましたが、青魚のＥＰＡサプリメントをとってもらい、１００kg弱まで太りながらも、ＥＰＡ体質に変わってもらいました。今は90歳近くなっていますが糖尿病、高血圧は続いており、足腰は弱りましたが、頭脳明晰で人生を楽しんでおられます。

あのときの思い切った24kgの減量とその後のＥＰＡ体質化が功を奏して、元気なまま長生きしてもらうことができたのです。

第5章

医療と戒め

日本において、ガン患者30人のうち1人は、
医学検査による放射線被ばくで
発生したガンであると推定されています。
「私は健康管理に気を使っている。
毎年、CT検査やPET検査を
ばっちり受けている」というのは、
誇れる話ではないのです。

「年間20ミリシーベルト以下」が基本

ある一つの物質の塊があったとします。その塊は放射性物質でした。その塊が発する放射線の総量は、「ベクレル」という単位であらわされます。たとえば、「○億ベクレルの放射性物質が海に流出した」というように表現されるのです。

一方、人体が受けた放射線の量は、「シーベルト」という単位であらわされます。「あの事故の日、私は80ミリシーベルトの放射線に被ばくした」というふうに表現されます。

CTや胃透視などの検査で、放射線を受けた場合は、○○ミリシーベルトの被ばくがあったと表現することになります。

医療機関では、放射線を用いた検査が頻繁に行われています。バリウムを飲む胃の透視検査、肛門からバリウムを注入して大腸の全体像を映し出す注腸造影、PET検査、CT検査、胸部レントゲン検査、アイソトープ検査、マンモグラフィ、血管造影、骨密度……。

放射線検査を行えるようになって、患者の病気を診断する技術が大きく向上したのは確かです。どんな病気であるか、どれくらい病気が広がっているのかを見極めるだけでなく、人間ドックでも盛んに用いられ、それによる病気の発見も増えました。

しかし、検査による放射線被ばくによる被害のことが丁寧に考えられているかというと、そういうわけではありません。放射線被ばくを念頭に置かず、勢いに任せて、どんどん検査を行っているというのが医師側の実情です。

今、あなたが何かの拍子に、5000ミリシーベルト以上の被ばくを一瞬で受けたとします。あなたは「イテッ」とか、「アツっ」とか思ったりはしません。「え、何が起きたの？」という感じでしょう。しかし、その瞬間から1日以内に、腸内の出血といった身体の異変が起こり始めます。そして、数日以内に死んでしまいます。

3000ミリシーベルト以下なら、命は助かるでしょう。しかし、ある一定量以上になると、そのうちガンが発生する可能性が高くなります。

どれくらいの被ばくなら安心で、どれくらいの被ばくなら危険なのでしょうか？　人体実験をするわけにはいきませんので、様々なデータから推測することになります。

いろいろな研究から、年間のトータルで20ミリシーベルトくらいまでは大丈夫だろうといわれています。福島の原発事故の際は、年間で20ミリシーベルト以上の被ばくになりそうな地域は、計画的避難地域に設定されました。この20ミリシーベルトという数字は重要な目安になりますので、覚えてほしいものです。

ＣＴ検査やＰＥＴ検査による被ばく

次に、「放射線の被ばくでガンの発生率が高まる」を具体的にお話ししましょう。

「一度に100ミリシーベルトの被ばくがあると、年間のガン発症率が0・5％高まる」といわれています。この0・5％の数字を小さいなあ、と錯覚する人がいますので、詳細に考えてみます。

0・5％の内訳として、白血病は0・05％、胃ガンは0・11％とされていますので、その二つを例に挙げてみます。これは日本の場合のお話です。

もともと白血病の年間発症率は、人口10万人当たり6人です。放射線被ばくによる0・05％というのは、人口10万人に対して50人に相当します。ということは、人口10万人当たり合わせて56人です。100ミリシーベルトの被ばくにより、年間6人の発生だった白血病の発生は、56人に増えるのです。

もともとの胃ガンの年間発症率は人口10万人あたり53人です。放射線被ばくによる0・11％というのは、人口10万人に対しては、110人に相当します。ということは、人口10万人当たり、合わせて163人です。100ミリシーベルトの被ばくにより、年間53人の発生だった胃ガンの発生は、163人に増えるのです。

100ミリシーベルトの被ばくが、いかに怖いかがわかると思います。しかし、日常生活においては、大事故や核爆弾の攻撃でもない限り一度に100ミリシーベルトも被ばくすることはありません。もちろん、医療機関の検査でも、１００ミリシーベルトもの被ばくを一度に受けることはありません。

では、病院で行う検査による被ばく量はどれくらいあるのでしょうか？　同じ検査でも、人によって放射線を浴びた時間や範囲が異なるのですが、バリウム検査、ＣＴ検査、ＰＥＴ検査などは1回の検査で、おおよそ10〜25ミリシーベルトの被ばくがあるものと思ってください。先ほど、年間で20ミリシーベルト以上は危ない、という数字を覚えてもらいましたが、人間ドックなどでＣＴ検査やＰＥＴ検査を毎年受けたり、年に2回以上受けたりするのは、狂気の沙汰かもしれない、という印象は持っておいてほしいものです。

ガン患者の3・2%は放射線検査が原因

では、医療検査による被ばくによって、実際にどれくらいのガン患者を作り出しているのでしょうか。オックスフォード大学の研究グループが、先進国15カ国を調べてはじき出したデータが一つの参考になります。

それによると、日本においては毎年発生するガン患者の3・2%が、診療現場における放射線の検査による被ばくが原因であると推計されています。つまり、ガン患者30人のうち1人は、検査被ばくにより人為的に発生させられたということになります。

英国とポーランドは０・６％、アメリカは０・９％と、日本だけが飛びぬけて高い数字でした。

日本では、バリウムを用いた胃の透視検査がルーチン化され、ＣＴ機器の普及率が世界一であるために、１人当たりのＣＴ検査回数が多いことなどが原因だと推定されています。「医療の検査による被ばくはたいしたことない」と医師は語りがちですが、それは患者に不安を与えたり、医師が行いたいと思った検査を患者に拒否されたりするのが嫌だから、そのように言っているだけです。その言葉をうのみにしないようにしてください。

とはいえ、健康不安が強いときに人間ドックなどで検査を受けて、「異常なし」と言われると嬉しいものです。新たな意欲がみなぎってくることもあるでしょう。

放射線検査が関与する場合は、その放射線検査を受け入れるか、拒否するかはあなた自身の判断です。重大な病気にかかったときは、今の命にかかわってきますので、検査による放射線被ばくもやむを得ません。しかし、人間ドックなどで気軽に放射線検査を受けるべきかどうかに関しては、賢明な判断をしてほしいものです。

あなたの健康を守るのは、検査で受けた放射線ではなく、身につけた健康管理の知識です。健康を守るために、必要最小限の勉強はしてほしいと思います。

薬を処方してもらって、
ありがたがっていてはいけません。
もらった薬を調べもしないで
飲んではいけません。
内服する薬はできる限り少ない方がいいです。
思わぬ副作用は常にあります。
「もらう薬を指名する」くらいの
心掛けが必要です。

ある日、突発性難聴を発症

難聴や耳鳴りに悩む高齢者がたくさんいます。ほとんどの場合、調べても特別な異常は見つからず、有効な治療方法はありません。しかし、薬を飲み続けている人がいます。

私自身、通勤の途中で突発性難聴を発症したことがあります。強烈なめまいを伴い、歩くのも困難でした。医師にとって、自分が病気になるのは貴重な経験になります。そのとき、頭の中で、どのように考え、どのように対処したかを紹介します。

朝、まったく普通に起床し、朝の原稿執筆を終え、歩いて地下鉄の駅に向かいました。ストレス、過労、睡眠不足などはなく、身体は快調そのものです。

改札を通るときに、「あれ、ちょっとふらつくかな」という気分になりましたが、たまには起こることだくらいに思い、電車に乗り込んで座りました。

すると間もなく、右耳に、突然「ボーン」という低い音が響きました。そして、水が詰まったような感じがしました。プールで耳に水が入ったときのように、右耳を下にして頭をゴンゴンと叩いてみましたが、よくなりません。

同時に、右耳が聞こえないような感じがありました。だんだんと、「これはもしかして、内耳神経がやられたかな」と思い始めました。

耳の鼓膜の奥には、蝸牛《かぎゅう》、三半規管という二つの装置があります。音を聞き取る装置が蝸牛、身体の平衡感覚をつかさどる装置が三半規管です。

私がその時点で感じていた症状は、難聴です。それも突発的に出現しています。蝸牛から脳に向かってつながっている神経を蝸牛神経といいますが、蝸牛の装置そのものに異変が起こったか、それとも蝸牛神経に異変が起こったのか、私は冷静に考えました。

思い出されたのは、改札口を通るときのふらつきです。平衡感覚をつかさどる三半規管そのものもやられたか、そこから脳につながっていく前庭神経の異変か……。

三半規管や、蝸牛の装置が同時に異変を起こすことは考えにくい。となると、神経か。前庭神経と蝸牛神経は、合流して内耳神経となります。内耳神経に異変が起こったのなら、難聴とめまいが同時に起こる……。内耳神経がやられたか……。

駅に着いたとき、ふらふらしながらも手すりを伝って、かろうじて電車から降りることができました。しかし、めまいと吐き気を感じます。地上に出て少し休んで、タクシーを拾って、クリニックに到着しました。

このとき、そのうち自然に回復するだろうと思っていたのが、思い起こせば滑稽でした。診療時間を迎えると、めまいがひどくなり、冷や汗が大量に出てきました。ギブアップして診療を中止し、横になったのでした。さて、自分で自分の治療をしなければいけません。

「余計な治療はするべきではない」

「このタイプの患者は、ベッド上で1週間ほど寝かせておけば、たいていは自然に回復していたなあ。まれに脳内に腫瘍があったり、リンパ腫があったりする場合もあるけど」

と考えていると、ある先輩医師がめまいで発症して、結局は、悪性リンパ腫で後に死んでしまったのを思い出しました。

「まさか、自分も……」

と一瞬、恐怖がよぎります。1週間で治るはずと思っても、その恐怖心はぬぐえません。患者の気持ちがわかったような気分です。

「点滴をするか？　いや、水分をとっていたら点滴なんて不要だ。では、ステロイドを投与するか？　自分が担当医なら、患者にステロイドのパルス療法をやるかもしれないけど、自分の身体にそれをする気にはならないなあ。もともと血糖値がやや高めだし」

糖尿病の患者にステロイドを大量投与すると血糖値がはねあがります。私は糖尿病ではありませんが、血糖値はやや高めです。患者には実施してきた治療も、なぜか自分の身体に行う気になれません。

できるだけ余計な治療をするべきではない、という方向に意識が偏ります。ステロイドの筋肉注射くらいはやってみてもいいかという気分になり、看護師さんを呼んで、「ケナコルト‐Aを一本打って」と頼みました。

その時点で、わたしは「一連の過程から、原因はウイルスに違いない」と確信を持っていました。「内耳神経にウイルスが宿ったのだろう。ヘルペスウイルスの可能性がある」と考えて、抗ウイルス剤のゾビラックスを内服することにしました。

通常、めまいの患者を診たときには3種類の薬を処方します。しかし、「あの3種類の中では、メリスロンだけでいいな」と判断して、メリスロンを飲むことにしました。患者には3種類出すのに、自分なら1種類しか飲む気にならないのだから、不思議なものです。

スタッフからは「病院に行って調べたらどうですか」といわれましたが、大した治療方法もないのに検査ばかり行うと知っていますので、病院に行く必要はないと思いました。

1週間で治ると知っていても……

まったく聞こえなかった右耳は、2日目くらいから低音の耳鳴りが始まり、水道の水の音が「カラカラカラ」と高音で響くようになりました。丸2日間は完全に寝たきり状態です。3日目からは徐々に高音の耳鳴りに変化しました。3日目の夜にフラフラしながらも、外出して座位をとりました。このころは、座っていても、めまいがなくなっていました。

「自分の身体だから、思い切ってやっちゃえ」

と、研究のつもりで、お酒を飲んでみました。本来なら入院中のはずですが、そんなことは気にしません。悪化することはなく、翌朝、急に回復した感じがしました。

4日目から、パソコンの前に座って仕事ができるようになりました。高音の耳鳴りは続いていますが、右耳に音は入ってきています。6日目には、難聴はなくなり、普通に聞き取れるようになり、支えなしで歩けるようになりました。

1週間で治ることを知っている私でさえ、「もし、このまま治らなかったらどうしよう」という不安は何度も頭をよぎりましたから、患者の心のケアは思った以上に大切であることを知りました。なお、ステロイドの注射は効果があったような印象があります。通常の経過より、早く治ったのは間違いありません。

さて、発症後1週間ほどたって、不安ながらも歩けるようになったころ、そろそろ薬をやめてみようかという気になって、メリスロンを中断しました。すると、立っているときにフワフワとした浮遊感が現れました。

「ああ、あの薬、効いていたのだなあ」

と感心しました。患者に処方していたときは、「効いていそうだけど、本当かな」と疑心をもっていましたが、「この薬は効く」と確信を持てました。

メリスロンを再開しましたが、やめるとめまいが再発しそうで、この薬を手放せなくなりました。そういえば、めまいの患者に、メリスロンを一度処方すると、いつまでもメリスロンを飲み続けたがりますが、この心理なのだろうなあ、と悟りました。

「加齢のせい」は薬の副作用かもしれない

メリスロンを飲んでいるとよく眠れます。この熟睡感が気に入り、2週間たっても飲み続けました。そして、3週目に入ったころのことです。

夕食時に、同席者とある共通の知人の消息話をしているときでした。

「ほら、あそこ。足立区に向かう途中の高速道路の出口の……」

どうしても、そこの地名が出てきません。

私にとっては、そんなことは初めてです。脳内に格納されている記憶を引っ張り出すことを「想起」といいます。この想起の力が低下しているのです。地名だけでなく、人名も思い出せず、会話中に「ほら、あの人、あの……」が頻発します。

私は、脳内に納めたものを引っ張り出して、話をしたり、文章を書いたりするのが仕事です。想起力が低下するというのは一大事です。

私は大きなショックを受けました。脳が一気に衰えたか……。単に加齢に伴う衰えか……。今後の原稿書けるだろうか……。しかし、次の瞬間、ハッと気づきました。

「薬のせいかもしれない」

メリスロンを中断しました。すると、翌日には想起の障害から回復し始め、2～3日後には、脳は元通りに活性化されました。

メリスロンの添付文書を見て副作用を調べてみましたが、「脳機能の低下」「記憶障害」「想起障害」などは記載されていません。

私は、日々勉強し、多くのことを記憶し、記憶したことを改良、再編集して人に話していく、という仕事をしていますので、ちょっとした脳機能の変化にも気づくことができました。こうした仕事ではない生活をしていたら、まったく気づかなかったかもしれません。

「年をとったからしょうがない」

と思って、変に納得してしまう症状に、記憶力低下、筋力低下、意欲低下、精力低下、勃起力低下、億劫《おっくう》感（面倒くさくなる）などがあります。それらを「年をとったからやむを得ない」と思うのではなく、何かの薬を飲んでいるなら「薬の副作用かもしれない」という気持ちを持ってみてほしいものです。長期間飲み続ける薬は、インターネットなどでよく調べて、医師からもらう薬を指名できるくらいの心構えを持ってください。

31 侵襲的なことは避ける

健康の維持、増進のために、

「身体に針を刺して何かを注入する」

「血液を採り出して、操作を加えて元に戻す」

などの行為を行ってはいけません。

健康管理は、病気の治療とは異なります。

身体への侵襲的行為は、医師と依頼者との間に
よほど強固な人間関係がある場合を除いて、
禁じ手にするべきものです。

日本中に広めたプラセンタ注射への後悔

平成の時代に、プラセンタ注射が大流行しました。あのプラセンタ注射は、私が日本中に広めてしまったのです。平成４（１９９２）年に開始して、平成８（１９９６）年ごろから来院者が増え、平成13（２００１）年に書籍を刊行してからは、日本中からプラセンタ注射の希望者が殺到しました。遠方から来ていただくのは申し訳ない、という思いで、こちらから出向いて、日本中にクリニックを開設したものです。

しかし、今は、プラセンタ注射を広めたことを「やるべきではなかったこと」として後悔し、反省しています。ヒトから抽出した胎盤エキス製剤を注射で、健康増進目的、美容目的で投与するのは、健康管理の範囲を逸脱していることを後に悟ったからです。

肝臓の治療薬からアトピー性皮膚炎治療へ

出産後に胎盤が取り出されます。この胎盤は、受精卵を一人前の赤ちゃんへと育てるための諸因子を含んでいます。昭和の時代から、その諸因子の中で注目されたのが、肝細胞成長因子でした。弱った肝臓を再生させる力が強かったのです。つまり、胎盤から抽出したエキス製剤は、肝機能が低下した人に対する治療薬として利用できたのです。

肝臓はもともと再生力の強い臓器です。手術で肝臓の半分を切除しても、その後、再生して元の肝臓に近い姿に戻ります。しかし、肝硬変になると再生力は極端に弱まります。

そんな肝臓をよみがえらせる治療薬として、処方せん医薬品の認可を得ていました。

平成4年、私が自分のクリニックを創業したころ、この胎盤エキス製剤（以下、「プラセンタ」）を点滴で用いていました。医療用として認可されたのは肝臓治療目的ですが、胎盤そのものには様々な成長因子が含まれているので、健康管理上の効果があるだろうという目論見《もくろみ》でした。当初、点滴を受けた人の声は、

「あの点滴を受けると、お酒を飲み過ぎても身体の調子が非常にいい」

「次の日、肌がつるりとする」

「目がぱっちりとして、頭が冴える感じがする」

というものでした。

そんな中でも、「もう一度、あの点滴をしてほしい」と希望するのは、

「肌がつるりとする感じがいい。その後も肌の調子がいい」

と語る人たちでした。実感としては、肌＝皮膚に対する効果が優れているようでした。

点滴をするときはビタミン剤などをセットにしていましたが、平成8年ごろから、

「このプラセンタを筋肉注射で打ってみよう。そうすれば手軽になる」

という閃きが生まれました。

最初のころは、アトピー性皮膚炎の治療に期待しました。注射を受けた患者は、

「いい感じがします」

と言って継続します。見た感じでは、それほど変わらない気もするのですが、注射を受けた人の手ごたえとして、「効果を感じる」と言います。そのうち、アトピー性皮膚炎患者の来院が増える中で、劇的に効果が現れた人が1人現れました。腕や顔に現れていた皮膚症状がきれいになくなったのです。本人は大喜びしています。

胎児には、父の遺伝子が半分入っていますので、母体にとっては異物となり、通常は子宮内で拒絶反応が起こるはずです。それは、子供の臓器を母に移植すると間違いなく拒絶反応が起こることからも理解できると思います。しかし、母体と胎児の間に胎盤が仲立ちすると拒絶反応は起こりません。そこで「胎盤には、アレルギーを中和する働きがあるのだろうな」と思ったものです。

肌をきれいにする美容効果

「肌の調子がよくなる」といううわさが広まり、来院者がどんどん増えてきます。そうしているうちに、

「シミが薄くなりました」

「日焼けしましたが、その後、きれいに元に戻っていきます」

という話が出てきました。

受精卵は盛んに細胞分裂してヒトへと成長していきます。細胞分裂の際に間違えた細胞も出てきます。間違えた細胞が残ると奇形児になりますので、その細胞を排除しなければいけません。胎盤は、間違えた細胞を排除する機能を持っているのです。その機能の延長として、「プラセンタには、日焼けによって突然変異を起こしたシミ細胞を排除する働きがあるのだろうな」と考えました。この作用は後に「P53遺伝子活性化作用」と名づけられています。

「肌がきれいになる」という美容効果を目的に、日本中から来院する人が増えました。プラセンタ注射は、体表面に何かを塗るのではなく、「身体の中から肌をきれいにする」という手法になります。そこに注目して、「身体の中から美肌を作る」ことを啓蒙した『お医者さんが考えた「一週間」スキンケア』（三笠書房）という書籍を平成13年に執筆し、この書籍が10万部以上売れるに至って、プラセンタ注射は日本中の皮膚科、美容外科、婦人科に広まっていきました。さらに、アメリカで発表されたアンチエイジング・プロトコールにプラセンタが推奨されたこともあり、世界に広まっていきます。

その後、再生医療関連の研究が進み、幹細胞の話へと進歩しました。血液中には、人体のすべての細胞に変身（分化）できる「幹細胞」が含まれています。プラセンタ注射はその幹細胞を活性化させ、その幹細胞が皮膚に入り込んで、皮膚の新しい細胞になるというものです。ですから、皮膚が若返る、という理論になります。

「注射ではなく内服」。自ら設けた禁じ手

そうしているうちに、私のクリニックで、「臍帯血《さいたいけつ》の点滴を行ったらどうか」とすすめる人が現れました。

「臍帯血には幹細胞がたくさん含まれている。もちろん拒絶反応の問題はあるが、遺伝子的に一致度が高い人には、その臍帯血を輸血することができる。輸血すると人体が若返る」

というものです。理屈、その他を一生懸命に説明してくれました。

その話を聞いているうちに、嫌悪感が出てきました。これは、健康管理の範囲を逸脱している、という嫌悪感です。他者の生体物質を直接体内に投与するという治療行為により、どのような副作用リスクがあるかは、想定内に収まるとは思えません。

同じことをプラセンタ注射にもあてはめるようになりました。回収した胎盤には、未知

のウイルスを含め、何が含まれているかわかったものではありません。もちろん製造過程では、厳格にチェックされ、ダメなものが検出されれば、元の胎盤そのものが排除されます。製薬会社の製造ラインには絶対の信用を置いていますが、一瞬の油断がないともいえません。その一瞬の油断が、広範囲に健康被害をもたらします。たった、一度の一瞬の油断で取り返しのつかないこともあり得るのです。内服なら、人体は吸収していいかどうかを選別しますので、安全度はけた違いに高まりますが、注射は、成分を丸ごと、有無を言わせず体内に放り込んでしまいます。

健康管理の範疇《はんちゅう》では、内服などの「人体機能で自然吸収されるもの」の範囲にとどめておく、というのを絶対ポリシーにしなければいけない、と思ったものです（もちろん、毒物の摂取は論外です）。同じ効果をもたらすものを内服製剤で開発することにエネルギーを使うべきだ、と決心しました。

そういうわけで、健康管理で実施していいことに、自ら禁じ手を設けることになりました。

「血液を採り出して、浄化して元の身体に戻す」

「血液を採り出して、幹細胞を培養し、元の身体に戻す」

などの健康増進を謳った海外への健康ツアーが見られます。しかし、人体に針を刺して感染リスクがあるような何かの操作を行う、という健康法は絶対におすすめできません。

プラセンタ注射も、何かの病気の治療目的でない限りはすすめないことに決めました。今では、内服形式で、プラセンタ注射に匹敵する効果のあるものを利用できるようになっています。

健康管理学を成長させるためのルール

私は健康管理学を学問として大成させていくための道筋を作り、後世に残したいと思っています。この学問を大きく成長させるためには、「あれはやらない。これはやらない」という禁止部分を設定して、「やっていいこと」の限られた底辺範囲を限定し、その限定されたものを上に伸ばしていくことが大切です。それが、「成長の法則」です。

ボクシングを見てください。ボクシングはグローブをつけた手で相手を倒します。蹴ってはいけない、投げてはいけない、頭突きをしてはいけない、肘うちはいけない、などのルールがあります。そのルールを守るから、グローブをつけた手だけで相手を倒す技術が進歩するのです。その戦いには美しさが伴います。ルールがなければ、醜い喧嘩があるだけです。

あれにも手を出す、これにも手を出す、というふうに底辺をベタッと広げていくと、上に伸びないのです。底辺に禁じ手を定めて、範囲を絞ることによって上に成長するのです。

健康管理もそれと同じです。注射針を刺して何かを注入する、身体から何かを抜き出して操作を加えてまた身体の中に戻す、などの行為は、それが健康上の効果があるかないか、リスクがあるかないか、などとは関係なく、健康管理学の範囲からは排除するべきだと思っています。それらを実施しようとしている業者には、健康の維持、増進などと語らず、侵襲的人体改造法とでも銘打って、健康管理学とは別枠のものと考えてもらいたいものです。ただし、病気で悩んでいる場合、たとえば皮膚の病気で悩んでいる人には、プラセンタ注射を試してもいいと思います。

「成長の法則」を考えるなら、警鐘を鳴らさなければいけないことが一つあります。

健康管理学はソフト部分が大切です。放射線を使うような検査機器に頼っていくと、その結果に頼る医療者が、健康管理指導において成長しなくなります。つまり、ソフトが成長しないのです。検査設備を揃えればいいや、という方針を持つ人間ドッククラブが増えていることには、嘆かわしい何かを感じます。健康管理学の遂行は、医師と依頼者のコミュニケーションを土台にしなければいけないのです。

第6章

第4栄養素の時代

健康管理をまじめに考える人は、
「第4栄養素」という用語を
積極的に用いてください。
第4栄養素を巧みに利用する人は、
健康で長生きしやすくなるのです。
「サプリメント」ではなく、
「第4栄養素」という語が
品格の高さを表すのです。

「サプリメントは効くのですか？」

タンパク質、炭水化物、脂質を三大栄養素といいます。飽食時代の今の日本では、この三大栄養素は日常生活で十分に摂取しています。その三大栄養素以外で、身体の状態に影響を与える栄養素がいろいろあります。それらの総称が「第4栄養素」です。健康で長生きできるかどうかの闘いに、第4栄養素は大きな影響を与えるのです。第4栄養素を商品化したものが「サプリメント」です。

サプリメントに対して「あんなものは意味がない」「あんなものは嫌いだ」と主張する人がいますが、「サプリメント」という商売臭い単語に拒否反応を示しているだけです。栄養成分の重要性は皆が知っていますので、今後は、第4栄養素という単語を使ってほしいものです。第4栄養素は、世界中の先進国中心に広く利用されるようになっています。世界の潮流を軽視してはいけません。

「サプリメントは効くのですか？」と医師に尋ねてみてください。「そんなものは関係ない。本当に効くのなら、薬になっている」と答える医師がいますが、それは思慮が足りない回答です。それに関連する話を述べましょう。

「肉でも食って元気を出すか！」

「夏バテ気味だ。ウナギでも食べて精をつけるぞ」

「コーヒーでも飲んで眠気を覚ますか！」

「寒いなあ。生姜湯《しょうが》でも飲んで身体を温めるか！」

「魚を食べれば、頭がよくなるよ」

「酒でも飲んでぐっすり眠るか」

「脂っこいものを食べると胃がもたれるが、キャベツを一緒に食べると胃がすっきりする」

「緑茶を飲むと心が落ち着く」

このように、飲み食いが身体に影響することは誰もが知っています。その飲食物に含まれる成分が、身体に作用しているのです。

「効果が実感できる」から自然と広まる

その成分を抽出した結果、処方せんが必要な医薬品が誕生することがあります。医薬品になれば有難いのかというと、そういうものではありません。

タイ原産のある植物がありました。地元の人たちは、胃の具合がよくなると言って、その植物を煎じて飲んでいました。効果は良好でアジア一帯に広まっていました。日本でも一般に利用されていました。ある製薬会社が、その有効成分を抽出してみました。そして、調査研究した結果、胃の症状に効くことが立証され、立派に「処方せん医薬品」として認可されました。タイ原産のその植物の成分が、正真正銘の医薬品になったのです。

それは望ましいことなのでしょうか？

処方せん医薬品として認可された結果、一般の市販品にすることができなくなりました。つまり、医師の処方せんがないと入手できなくなったのです。その成分を身体に活かすためには、医師の診察、指導が必要になったということなのです。

これは嬉しい話でも何でもありません。製薬会社は医師の機嫌をとって、その薬を利用するようにお願いしますが、医師も腹に一物《いちもつ》があり、そう簡単にその薬を使用しません。しかも、もっと効く医薬品が次々と認可されます。やがて、その薬は廃れていき、誰も利用しなくなりました。これは実話です。

広く普及して、すでに人々が効果があると実感しているものは、成分研究を深めない方がいいのです。広く普及しているということは「効果を実感できる」ということです。そして、副作用的な心配もないということです。お金を出して入手して、広く利用されているものに、偽物はありません。効果を感じて、それを入手する価格が妥当であると思えば、自然に広がっていくのです。

世の中に自然に広がっていく栄養素は、疑う必要はなく、保証も不要なのです。ある飲食物に対して、政府が何かの名称をつけて、その効果に関して政府保証を与えようとすることがあります。「特定保健用食品」などです。自然に広がりそうにないものに、その保証が必要なのです。企業と政府がタイアップした商品にすぎません。皆が効果を実感しているものに、政府保証は不要なのです。医薬品にしない方がいい、と考えるのも、もっともなことなのです。ですから、「本当に効くなら、医薬品になっている」というのは、思慮不足の解答ということになります。

日常に取り入れられている第4栄養素

ビタミンやミネラルは、もちろん第4栄養素になります。繊維質も第4栄養素です。軟骨成分であるグルコサミンやコンドロイチンも第4栄養素です。「健康にいい」「何らかの効果がある」といわれるアスタキサンチン、イチョウ葉、β《ベータ》グルカンも第4栄養素です。

日常に、効果を感じているカフェインももちろん第4栄養素です。緑茶を飲むと心が落ち着くという人が多いのですが、その心の平穏をもたらす緑茶の成分であるテアニンも第4栄養素です。お茶に含まれるカテキンには、抗ウイルス作用があると噂されていますが、このカテキンも第4栄養素なのです。お茶でうがいしている人の姿を見たときは、「第4栄養素をうまく使っているな」と思わなければいけません。

伊豆諸島で栽培される明日葉《あしたば》から抽出されるカルコンには、脳機能維持の効果があるといわれていて、認知症予防効果があるかもしれない、と噂されています。カルコンも第4栄養素です。近年、カルコンが血中のアディポネクチンを上昇させることが医学研究で証明されていますが、そんな証明にこだわる必要はありません。

朝鮮ニンジンを食べると精力が高まると噂されています。確かに朝鮮ニンジンから抽出されたＶＩＰ（vasoactive intestinal polypeptide）を麻酔中のラットに投与すると、そのラットの陰茎は勃起します。しかし、そんな研究結果はどうでもいいのです。長年の歴史で、朝鮮ニンジンにはその効果があると認識されているなら、朝鮮ニンジンには勃起力を高める成分が含まれており、それが第4栄養素である、ということでいいのです。

経験的に、効果を実感して、世に広まって、日常生活に取り入れられていることが大切で、医学根拠が云々という必要はありません。ただし、研究するとその成分が作用を持つことが証明されるのは間違いありません。

なお、アルギニン、グリシン、セリン、ＥＰＡ（エイコサペンタエン酸）、ＤＨＡ（ドコサヘキサエン酸）などは、三大栄養素の一つです。アルギニン、グリシン、セリンはタンパク質を構成するアミノ酸の一種ですし、ＥＰＡ、ＤＨＡも脂質の一種です。しかし、これらは、単独でやや高濃度で利用すると、健康への影響が大きく現れるので第4栄養素に加えます。

ある一つの栄養素が不足すると、
病気を発症することがあります。
医師は栄養素の不足に関して
見落としがちですので、
自分自身が気を付けなければいけません。
毎日飲酒している人、ダイエット中の男女、
毎月の月経があって栄養喪失する女性は、
特に気を付けなければいけません。

女性は第4栄養素が不足しがち

タンパク質、炭水化物、脂質からなる三大栄養素で意識してほしいのは、子供のタンパク質摂取と炭水化物の摂取、および高齢者のタンパク質摂取です。

子供のタンパク質摂取が少なくなると、背の伸びが悪くなります。炭水化物が少なくなってカロリー不足になると身体が大きくなりません。高齢者のタンパク質の摂取が少なくなると、免疫力が低下します。また、体力的な老け込みも早くなります。タンパク質の摂取に関しては肉を食べるのが効率がいいです。鶏肉、豚肉、牛肉のどれでもOKです。

成人女性は、月に1回生理があります。これは栄養喪失現象とみなすこともできます。また、社会進出して仕事をしている女性がほとんどですので、生理による栄養喪失に加えて、脳内での栄養消費も激しくなります。ダイエット意識も強く、食べる量を抑えようとする意識も働きがちです。しかし、栄養の不足が肌質に悪影響を与えることも知っていますので、栄養に関しては、女性は本能的に気遣っています。

女性の方がサプリメントの必要性を感じていることが多いのは、そのためですが、今後は「サプリメント」ではなく、「第4栄養素」と語ってほしいものです。今の社会では、女性は第4栄養素が不足しがちなのです。「サプリメントの不足」と語るのではなく、「第

4栄養素の不足」と語るのです。

心不全の治療薬とコエンザイムQ10

「心不全」という病状があります。心不全というといきなり死んでしまうようなイメージがありますが、実際は、そういうものではありません。

全身が必要とする酸素や栄養素は血液によって運ばれますが、その血液を循環させるための心臓のポンプ機能が低下している状態をすべて心不全というのです。ちょっとした息切れでも、心不全と名づけることがありますし、足がむくむときに心不全が原因のこともあります。心臓の収縮力が低下し、ポンプ機能が不足したら、なにはともあれ「心不全」と名づけられるのです。

高齢になると、長距離を歩くのがしんどくなります。階段を上ると息切れしやすくなります。これらは、筋力が弱っているのではなく、心臓のポンプ機能が弱っているからです。筋肉が消費した栄養素や酸素を、素早く補うことができなくなっているのです。

心臓のポンプ機能を強めるのが心不全治療薬です。ゴルフを1ラウンドやると後半はもう疲れてやる気がなくなるという高齢者に、軽い心不全治療薬をラウンド前に内服してもらうと、元気に1ラウンドをこなせるようになります。

心不全治療薬には、副作用のほとんどない軽い治療薬から、副作用に注意が必要な強い治療薬まであります。軽い治療薬の成分は、もともと牛の心筋から抽出されたもので、今では、サプリメントとしても利用できるようになっています。「コエンザイムQ10」などは、その類です。コエンザイムQ10は、まぎれもなく第4栄養素であり、それを商品化したのが、コエンザイムQ10のサプリメントということになります。

コエンザイムQ10は、肉やイワシ、ブロッコリーに多く含まれている第4栄養素です。肉の中でも「心臓の筋肉」に多く含まれていますので、「食品で摂取することにこだわる」という人は、「ハツ」を日々の食事に盛り込めばいいと思います。

見落とされた「ビタミンB_1不足」

私がまだ研修医のころ、ある心不全の患者が入院してきました。息切れと足のむくみがあり、病院の外来に来た瞬間、「これは入院だ」と判断されました。入院後は、5年目の医師が、その患者の担当になりました。その担当医は、即座に心臓カテーテル検査をやろうと決断し、実行しました。私は納得できない気分で、その先輩医師の行動を見ていました。

太ももの付け根の動脈から、管を挿入して、心臓の血管を映し出す「心臓カテーテル検査」が、当時は流行《はや》っていました。「流行っている」という表現は変に聞こえますが、医療社会では、流行中の検査・治療というのがあるのです。その検査・治療の新鮮味や、新人医師への教育、トレーニング、保険点数の大きさ（要するに売上）などが関与して、「流行」するのです。患者の病状を精密に診察することなく、「とりあえず、その検査をやってしまおう」というもので、今回もそういうものでした。この「流行」のために、やらなくてもいい検査や治療をやってしまうというケースはけっこうある、と思ってください。

その患者は、心臓カテーテル検査で何の異常もありませんでした。研修医であった私は、先輩の担当医にささやきかけました。

「この人、大酒のみで、あまり食事をとっていない、と言っているし、ビタミンB_1不足からくる心不全ではないですか？」

たかが2年目の研修医である私に言われたことが、よほどシャクだったのでしょう。「今どき、そんな患者がいるはずない」と言下に否定し、私を睨《にら》みつけました。しかし、その患者への点滴伝票の記載に、コソコソと大量のビタミンB_1を書き加えていました。

その患者は、ビタミンB_1の補給でみるみる回復しました。ただのビタミン不足が、このような大騒ぎをもたらすこともあるのです。その後、院内のカンファレンスでこの患者のことが発表された際に、入院までのいきさつを聞いただけで、当時の助教授が「それはベリベリハート（脚気心《かっけしん》）だろ」と見抜き、その5年目の医師を叱っていました。診療現場の裏側には、このようなエピソードもあるのです。

ビタミンB_1欠乏症は「脚気」といわれます。心不全により足がむくみ、また末梢神経障害により足にしびれが出るので、「あし（脚）のけ（気）」で「脚気」です。玄米から精米に移行した江戸時代以後に大発生し、大正時代は、結核と脚気が二大国民病でした。1910（明治43）年にビタミンB_1不足が原因であるとわかり、一気に患者数は減少しました。栄養素不足でこのような病気になる、というのが判明するのに莫大な時間がかかったのは、医師が栄養素問題に対して、深く考えない習癖を持っているからかもしれません。

第4栄養素不足による症状

ある栄養素が欠乏して身体に症状を出すものは、栄養素名を冠にとって、「○○欠乏症」などといわれます。「葉酸欠乏症」「ビタミンB_{12}欠乏症」「鉄欠乏症」「ビタミンD欠乏症」などです。鉄が欠乏したために貧血になっていると、「鉄欠乏性貧血」などといわれます。

ビタミンやミネラルが欠乏すると、皮膚に症状が出ることが多いですが、医師は栄養素のことを失念しがちです。皮膚に異変があれば、栄養素のことは自分で思い当たるようにしてください。

第4栄養素の不足による病名とその症状などを細かく覚える必要はありませんが、日常生活に直結するものとして、次の話は心にとどめてください。

・子供が汗まみれになって運動している場合、亜鉛不足を念頭に置かなければいけません。亜鉛は汗の中に含まれて体内から流れ出ていくからです。亜鉛が不足すると背の伸びが悪くなります。

・頭を使って激務に励んでいる女性は、ビタミン、ミネラル全般の不足を念頭に置かなければいけません。毎月の生理で栄養分を不足しやすい上に、この両者は脳内で大量に消費されてしまうからです。この両者の不足は、肌質の悪化を招きます。

・コレステロール値や尿酸値が高いといわれて食事制限している男性は、ビタミン B_{12} や核酸の不足を念頭に置かなければいけません。その両者の不足が、精力、性欲の低下を招きます。ビタミン B_{12} や核酸が多く含まれる食品は、コレステロール、尿酸を多く含む食品と一致しているので、控えているうちに不足してしまうのです。

・毎日、お酒を飲んでいる人は、ビタミンB_1の不足を念頭においてください。アルコールを体内で処理する過程で、ビタミンB_1は大量に消費されてしまいます。ビタミンB_1が不足すると、「だるい、しんどい、疲れやすい」が出るだけではなく、慢性長期化すると心不全へと進行します。

「菌やウイルスに負けない
丈夫な免疫力を持ちたい」
健康を願う人の大きなテーマです。
日常生活には、
免疫力が低下してしまう事象は
たくさんありますが、
免疫力を向上させる方法は少ないです。
キノコ由来の成分β《ベータ》グルカンには
その可能性が見出されます。

免疫低下で身体に起こる現象

外から侵入してきた菌やウイルス、体内で芽生えたガンを排除、撃退する力は「免疫力」と呼ばれています。菌やウイルスを撃退する免疫のメカニズムと、ガンを撃退する免疫のメカニズムは異なっています。つまり、免疫力は2系統に分かれるのです。

免疫を担うのは、リンパ球の役割です。リンパ球は数種類に分かれます。その中で、菌やウイルスを撃退するのはBリンパ球の役割で、ガンを撃退するのはNK細胞の役割です。

Bリンパ球は、抗体を分泌して菌やウイルスを撃退します。NK細胞は、ガン細胞に体当たりしてガンを破壊します（イラスト①）。

ガンの治療に対して、長年、ガン細胞を破壊する抗ガン剤が用いられてきましたが、近年は、人体側の免疫メカニズムを向上させる免疫強化療法が増えてきました。副作用が少ないので、未来的には、免疫強化の治療が主

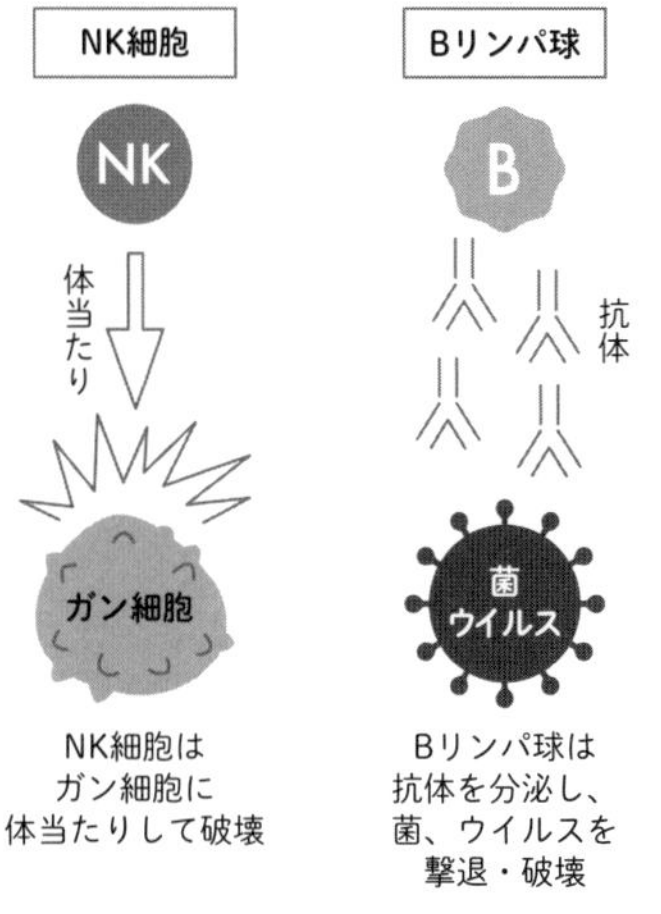
Bリンパ球
B
抗体
菌
ウイルス
Bリンパ球は
抗体を分泌し、
菌、ウイルスを
撃退・破壊
NK細胞
NK
体当たり
ガン細胞
NK細胞は
ガン細胞に
体当たりして破壊

イラスト①

流になると予想されます。

さて、日常生活のちょっとしたことで、この免疫力は低下してしまいます。ストレス、過労、睡眠不足、深酒、栄養バランス不良、ダイエット（体重の減量中）などです。免疫力が低下すると、身体には次のような現象が発生しやすくなります。

「風邪をひく」

「口内炎ができる」

「口唇ヘルペスや陰部ヘルペス、帯状疱疹ができる」

「だるい、しんどい、疲れやすい」

「ガンが発生する」

「心筋梗塞が発生する」

などです。

「ストレスフルなことが続いているうちに帯状疱疹ができた」「過労が続いて口内炎ができて治らない」「ダイエット中に風邪をひいた」「睡眠不足が続くうちに心筋梗塞を起こした」などは、日常によくあることです。別項［10］（71ページ）、［19］（127ページ）、［21］（144ページ）で述べましたが、免疫力が低下すると体内に常在している菌やウイルスが増殖を始めます。ヘルペスウイルスが増殖すると帯状疱疹、単純疱疹（口唇ヘルペス、陰部ヘルペス）ができやすくなり、肺炎クラミジア菌が増殖すると心筋梗塞を発生しやすくなります。

「ダイエット中に風邪をひきやすい」というのは、よくあることです。体重を減らそうと思って食べる量をグンと減らし、ダイエットにまじめに取り組むと、3〜5カ月目になぜか風邪をひきます。お腹いっぱいに食べていないと免疫力が低下するのです。そして、「風邪をひいてしまった。元気を出すために、しっかりと食べよう」と思って、リバウンドが始まります。

このリバウンドは、健康管理上、好ましくないので、ダイエット中は事前に免疫力を低下させないための対策が必要になります。

ここでは、キノコの成分である「β《ベータ》グルカン」が役立ちます。ダイエット中にβグルカンを摂取しておくと、めったに風邪をひかなくなるのです。βグルカンは健康管理に役立つ立派な第4栄養素です。

「正しい知識」でサプリメントを選ぶ

さて、このβグルカン。2系統存在します。免疫力増強になる系統と、免疫力とは関係ない系統です。アガリクスなどのキノコ類の本体部分（子実体）を原料とするβグルカンには免疫力増強作用がありますが、穀物、酵母などを原料とするβグルカンには、明確な免疫力増強作用は認められていません。

同じβグルカンでも、それぞれで構造上の枝分かれシステムが微妙に異なっており、アガリクスやシイタケ、マイタケ、スエヒロタケなどのキノコを原料とするものには、免疫増強作用が証明されているのです。キノコ原料から抽出されたβグルカンこそが、「第4栄養素としてのβグルカン」ということになります。

穀物、酵母、細菌から抽出されたβグルカンは、免疫作用をもたらす重要な枝分かれ構造を持っていないので、免疫増強作用はありません。

というわけで、キノコ抽出のβグルカンに健康維持増進の働きがあるということになります。しかし、同じ「βグルカン」という名称を使えますので、それを悪用する業者も現れます。穀物や酵母から抽出されるβグルカンを大量に含有させて、「βグルカンを豊富に含有」と銘打った商品を販売する業者です。「利用者を錯覚させよう」と企むのでしょうが、望ましい現象でないことは言うまでもありません。サプリメントが社会的信用を得られるようにするためには、そのような悪質性、悪徳性を排除していくことも必要かもしれません。しかし、まずは利用者が選別眼をもつことこそが大切です。まさに「知識が健康を守る」というのはこういうことを言うのです。

「とにかく免疫力全体を高める」

ところで、βグルカンは腸内を素通りします。つまり、吸収されないのです。にもかかわらず、キノコ抽出のβグルカンが免疫力を高めるというのはどういうことでしょうか？

これには、免疫機能の維持向上における腸の役割が関係しています。腸内には、腸の内腔に接してパイエル板という免疫装置があります。骨髄で生成されたリンパ球は、血液中をめぐりながらパイエル板に到着します。そして、パイエル板で一人前のリンパ球へと成熟します。このリンパ球を成熟させるメカニズムに関与するパイエル板に、腸内を素通りするβグルカンが接しながら、一役を果たしていると推測されています。

免疫増強作用をもつβグルカンは、もともと医薬品とサプリメントの両方に利用されていました。医薬品としては、シイタケから抽出されたレンチナンという注射薬があり、ガンの治療における免疫賦活剤として用いられていました。これは「とにかく免疫力全体を高める」という治療薬でした。しかし、今は「各ガンに対して個別に免疫力を高める」という治療に移行していますので、レンチナンの診療現場での利用はなくなりました。

「とにかく免疫力全体を高める」という目的は、今はサプリメントに一本化され、第4栄養素「βグルカン」の役割になっています。

ミネラルの「クロム」は、
医学の教科書にも掲載されているのに、
医師がすっかり忘れている第4栄養素です。
医師になると、認可されている医薬品にしか
関心を持たなくなるからです。
クロムは、加齢に伴う代謝の低下に関係し、
血糖値、体重管理に
大きな影響を与える栄養素です。

食べる量が同じでも体重が増える理由

ミネラルのクロムは、体内のある脂肪細胞に作用し、血液中の栄養分を取り込んで熱に変える働きを高めます。クロムを投与すると、体温がやや高まり、体重は減る方向になります。糖尿病患者の場合、血糖値がさっと低下することさえあります。

クロムは、亜鉛や鉄、カルシウムと同じミネラルの一種で、コンブ、ヒジキ、カキ、アサリなどの海の底に潜む植物、生物に多く含まれています。

三価クロムと六価クロムに分かれますが、自然界に存在するのは三価クロムで、健康に有用なのは、この三価クロムです。六価クロムは工業的に合成されますが、人体には毒性があり、通常は皆さんの口の中に入ることはありません。第4栄養素として価値があるのは、食品に含まれている三価クロムです。以下、単に「クロム」と述べます。

加齢に伴い、体重は徐々に増えます。食べる量が増えるからでもありますが、食べる量が同じでも体重は増えていきます。「なぜでしょうか？」と尋ねると、ほとんどの人は、

「代謝が低下するから」

と答えます。

「代謝の低下を、日常生活では、どう感じることができるか知っていますか？」

と尋ねると、ほとんどの人は答えることができません。答えは、

「食後の体温上昇がなくなる」

なのです。

若いころは食べた後、体温が上昇します。思い出してみてください。食後に汗ばむことが多かったはずです。たくさん食べても、そのうちの一定のカロリーが熱に変えられて、消費されてしまうのです。ですから、食べた量の差し引き後のカロリーしか、身体の中には残りません。しかし、年をとると、この食後の体温上昇がなくなります。食べたカロリーが全部、身体の中に取り込まれてしまうのです。それで、加齢に伴い、体重が増えるのです。

クロムを摂取すると、食後の体温上昇がよみがえります。朝に２００～４００μgのクロムを摂取してみてください。昼食後、夕食後とも、汗ばむ手ごたえを感じます。

20歳過ぎくらいの人で、「大量に食べているのに太らない、痩せたまま」という人をときどき見かけます。「痩せの大食い」といわれるタイプの人たちです。その人たちの身体はどうなっているのでしょうか？

「痩せの大食い」の人たちは、食後の体温上昇が著しいのです。たくさん食べても、その後に体温が急上昇し、食べたカロリーのほとんどを消費してしまいます。差し引きすると

体重が増えるほどにはならないのです。この人たちは、脂肪細胞の一種である「褐色脂肪細胞」が異常に強い活性を持っています。つまり、「痩せの大食い」は、褐色脂肪細胞の異常活性化型体質だったのです。うらやましく思うかもしれませんが、この人たちも、加齢に伴い、どこかの年齢で褐色脂肪細胞の活性度が低下し、急に太りだしてしまいます。

クロムを摂取すれば、褐色脂肪細胞の活性度が高まり、「痩せの大食い」体質に少し近づくことができます。

活性を高め、体脂肪の分解が進む

脂肪細胞を顕微鏡でのぞいてみると、2種類あることがわかります。白色脂肪細胞と褐色脂肪細胞です。白色脂肪細胞は、全身の至る所にありますが、褐色脂肪細胞は、わきの下や肩甲骨の間付近に集まっています。Tシャツがよく汗ばむ部位です。

褐色脂肪細胞は、クロムと反応させると茶褐色に染まるので、褐色脂肪細胞と名づけられました。通常の顕微鏡でのぞくと、小さい顆粒《かりゅう》状の脂肪滴《しぼうてき》が詰め込まれた姿をしています。この細胞は、クロムが作用すると活性化され、血液中のカロリー源を取り込んで熱に変える働きを持ちます。食後に血液中に増加したブドウ糖や脂肪を取り込んで熱に変えるので、体温が上昇します。また、運動時にも活性が高まり、運動時の体温上昇をもたらし、汗の量がどっと増えます。

活性が高まるということは、その脂肪細胞が、血液中のブドウ糖や中性脂肪を盛んに取り込むということです。血液中のブドウ糖や中性脂肪は減りますが、その減ったブドウ糖と中性脂肪を補うために、肝臓のグリコーゲンの分解や体脂肪の分解が進み、体重を減らす元となります。

新生児の場合、体重3000gのうち、この褐色脂肪細胞は100gを占めています。ですから、赤ちゃんの体温は高いのです。これは、20歳までにどんどん減ってしまい、20歳のときには体内に40gしか残っていません。20歳以後は、この40gの褐色脂肪細胞の活性度が低下していきます。それにつれて、食後の体温上昇がなくなるのです。

中年以後に、「体重を減らさなければ」と思ったときは、クロムのことを思い出して、「食後の体温上昇を取り戻そう」ということから取り組んでください。

クロム欠乏による糖尿病

ところで、このクロムが欠乏して、糖尿病を発症している人がいます。医学教科書では「クロム含有耐糖因子により、糖尿病患者の耐糖能の改善がみられることにより、クロム欠乏が糖尿病の一つの原因であると考えられる」というふうに記載されています。

このように医学書で学んでいても、医師になると関心の中心が、自分たちが処方できる処方せん医薬品にのみ向けられてしまいますので、クロムのことをすっかり忘れてしまいます。そのため、クロムを摂取すれば血糖値が下がったはずの人にも、クロムの話をすることなく、糖尿病の薬を出していることがあるのです。

「血糖値がやや高め」「糖尿病予備軍」と言われたら、一日200μgのクロムを摂取して血糖値の変化をみてみましょう。ヘモグロビンA1c（エーワンシー）の変動をチェックすればいいです。クロムをとって体重が減ったら、ますます血糖値は改善します。

ダイエット、体重管理に役立つ第4栄養素として、ミネラルのクロムは重要です。食後の体温上昇をもたらし、代謝が高まっているのを実感することができます。なお、血糖値が高い、と指摘された人は、まずクロムを摂取してみましょう。クロム不足で糖尿病を発症することがありますが、栄養素に関心の薄い医師は、それを忘れていることが多いのです。

健康管理指導は、
本来は医師が行うべきものです。
「治療は薬で、健康管理は指導と栄養素で」
が鉄則です。
診察室で、「健康管理のために、
第4栄養素を工夫しなさい」
と医師が指導する時代に
ならなければいけないのです。

医師の使命は、自信と勇気を与えること

「あの患者は嘘をついているよ。プラセボが効いたのだから」と語る医師がいます。プラセボとは、薬の形状をしていますが、薬効成分が含まれていない偽薬のことです。「その薬が効いたというのだから、あの患者は詐病《さびょう》である」とその医師は言っているのです。一理ありますが、その医師は人心の深いところを知りません。「人は心を持っている」の深意を理解できず、その辺の動物、植物と同じにしか見ていないのです。

そのような医師には「プラセボを効かせられる医師になれ」と教育しなければいけません。治療を遂行するにあたって、心と心のつながり、信頼関係の構築の大切さを教えてあげなければいけないのです。

人の心を悟った医師は、プラセボの効果さえも、自分の治療技術の一つとして利用できるのです。その技術は、特にダイエット指導などに現れます。ダイエット指導に取り組む医師がほとんどいないのは、心と心の戦いから逃げているからです。

医師の仕事は、病気を治療することですが、医師の使命は、病気の治療を通して人々の心の問題を解決し、人生を送ることに自信と勇気を与えることです。時には、病気の治療を通じて、その患者が持つ人間関係の悩みも解決してあげなければいけません。

なぜサプリメントに否定的な医師がいるのか

食事指導という指導、管理栄養士という技能職、「食養生」や「医食同源」という故事成語があるように、医師は摂取する栄養素の大切さを知っています。しかし、サプリメントに否定的な考え方を持つ医師が多いのは確かです。

それらの成分の有効性に関して医師は「根拠データは？」と語ったりします。すでにお話ししたように、伝承的に利用され、そして経験的に皆が効果を実感しているものに対しては、根拠データを示す研究は意味をなしません。

くどくどと言われなくても、摂取する成分によって身体が影響を受けることを、医師は知っています。医師自身が「食生活が欧米化して、心筋梗塞、脳梗塞、大腸ガン、乳ガン、前立腺ガンなどが増えた」と言っているのですから。

食べるものが変わると身体が変わる、発症する病気が変わることを、医師は知っています。では、なぜサプリメントを否定するのでしょうか？　理由は簡単です。

サプリメントの問題点は、その名称の商売臭さにあるのです。「営利目的の商品」としてのイメージが強いのです。ですから、医師は診療でサプリメントを用いることに抵抗を感じます。自分が用いるわけにいかないから、ついつい否定してしまうのです。

内科開業医の仕事は、健康管理指導に向かう

街のクリニックの中でも、眼科、耳鼻咽喉科、産婦人科、整形外科、外科などは、身体の局所のトラブルに対して、手を使う技術を駆使して治療することをメインとします。では、内科医の仕事は、何になるでしょうか？　難病は、特定機能病院に紹介します。大掛かりな医療機器を使った検査が必要な患者は、地域医療支援病院に紹介します。治療のメインは、風邪、熱が出た、頭痛、腹痛などのプライマリーケアと予防医学分野になります。高血圧、高脂血症、糖尿病などは、健康保険適用の予防医学分野だといっていいでしょう。しかし、健康保険が適用されていない予防医学の分野は、内科クリニックの仕事ではない、と医師は思い込んでいます。本書を読めばわかりますが、内科医には、予防医学分野でなさなければいけない仕事が大量に存在します。

街のドラッグストアでは、ガスター10、アレグラ、ロキソニンなど、もともとは開業医の主要武器であった治療薬が市販されるに至っています。健康保険の使いどころが狭小化されていくのはやむを得ない流れといえそうです。

このような変化の中、内科系の医院の仕事は、健康管理指導に向かうべきかもしれません。そんな矢先、世の中ではサプリメントの売上が膨大化しています。個別栄養素の必要

性を全国民が認知し始めているのです。

とはいえ、診察室では「血糖値が高いようだね。サプリメントを使って血糖値を下げなさい」などと指導するわけにはいきません。「サプリメント」という用語には、長年にわたって染み付いた「商売臭さ」が伴うからです。医の権威に反する用語になっています。

しかし、

「血糖値が高いようだね。薬を使うレベルではないから、体重を落とすことと運動に取り組んでください。第4栄養素を工夫するのも忘れてはいけません」

なら、医師は語ることができるのです。それと同時に、クリニックで厳選した第4栄養素商品をすすめてあげるのがいいように思います。患者も何を選んでいいのかわからないので、信頼する医師からすすめてもらうことを望んでいるのです。

片手に医薬品と手術、もう片手に第4栄養素

神社に行くとお参りの列ができています。お賽銭《さいせん》を投げ込み、二礼二拍手一礼をします。すると、「もう大丈夫だ」「もう安心だ」と語って、晴れ晴れとした顔をしています。人によっては「肩の上に乗っかっていたものがなくなって軽くなった」と言う人もいます。

お参りに関して、科学的根拠をどう考えるべきでしょうか？　心の中に存在するものは、

健康管理上、すべて大きな意味を持つのです。

「私の食生活は偏っている。頭も使い過ぎているから、栄養が不足しているかもしれない」と不安に思っている人が、ビタミン剤を飲むことで「もう大丈夫だ。もう安心だ」という気持ちを得て、意欲を回復させます。これは「お参り」よりはるかに科学的です。

長年、重い荷物を運ぶ仕事をしている人が、グルコサミンを摂取しています。「俺は、生きていくために重い荷物を運び続けるしかない。先輩を見ると皆、膝がダメになっている。膝を守るためにグルコサミンを摂取しよう」と考えて、グルコサミンを摂取しているのです。そして、「これで何とかなる。もう大丈夫だ」という強い安心感を持ちたいのです。そんな人に「グルコサミンなんて関係ない」と語る医師がいるのは、悲しい現実です。

医師の真の任務が、人々に「治療・健康管理指導を通じて、不安をぬぐい、勇気を与える」ことであると知らないで、治療学をもてあそんでいるのです。

医師は、「医薬品」と「手術」で患者を治療します。そして、「第4栄養素」を使って患者を励まし、勇気を与えるのです。

優れた医師は、片手に医薬品と手術、もう片手に第4栄養素をもって診療現場に臨み、患者を励まし、勇気と知恵を与えています。

あとがき

健康管理に関して、読者の皆さんに教えてさし上げたいことはたくさんあります。この分野に関して、私の心の中に存在するものを「さしあたり」という気持ちで文章にしたところ、それだけで350ページを超えていました。やむを得ず大胆に減らすことになりました。割愛しながら、私には、新たな思いが浮かんできました。

私は自分の人生に対して、若いころから次の6つの生涯テーマを課しています。

- 健康管理の学問化とその学問に基づく実践指導
- 栄養過剰時代における体重管理指導
- 海外で活躍する日本人の健康支援
- 夢にあふれる高齢者社会のイメージづくり
- 全国民の健康・人体・医療に関する知識の向上
- 医療構造改革の実現

医師の任務は病気を治療することですので、この6つを追うことは異端の道を歩むことになります。貧することを厭《いと》わず、理不尽な迫害も覚悟したものです。

そんな生涯テーマなどもたなければ、楽しくて面白い人生を歩めるのに、と思うこともありましたが、自己に課した使命を全うしていくことが、自己の尊厳というものです。

その生涯テーマの実現の一環として本書を執筆したのですが、まとめながら心の中に浮かんだのは、読者の皆さんへの役立つ情報提供の思い以外に、「健康管理学は、このような観点で築いていくものなのだよ」と医師に向かって説かなければいけない、という思いでした。

老病死に対する本能的恐怖心の解決のために、医学は老病死との戦い方を研究します。戦うために、医師は内科、外科などを分類し、それぞれに診断学、治療学を進歩させました。これらは、閉ざされた医師の世界の内部で醸成されたものです。事情があって、一般社会に開放しながら進歩させるわけにはいきません。

しかし、健康管理学は異なります。医師が、多くの人々の日常生活に溶け込んで、親身に触れ合って人々の生活信条と融合させながら築かなければいけません。たまたま、私が20代からその道を歩んで来たので、通常の医師の観点とは異なるアプローチをなすことができ、その結果、医学界の後世に残すべきだ、と思えるものができあがっているような気がします。

ご協力いただいた朝日新聞出版の皆さんに感謝しながら、擱筆させていただきます。

２０２０年9月

風本真吾

風本真吾（かぜもとしんご）

平成元年　慶應義塾大学医学部卒業
四谷メディカルクリニック院長

平成4年以来、プライベートドクターシステムを運営する中で、マジンドールダイエット医療、プラセンタ医療、成長ホルモン医療、子供の背を伸ばす医療の診療体系を築き上げる

平成10年頃から

・健康管理の学問化とその学問に基づく実践指導
・栄養過剰時代における体重管理指導
・夢にあふれる高齢者社会のイメージづくり
・海外で活躍する日本人の健康支援
・全国民の健康、人体、医療に関する知識の向上
・医療構造改革の実現

を生涯テーマとして活動している

著作多数

養生訓は進歩した

Dr.風本の健康管理学

二〇二〇年九月三〇日　第一刷発行

著　者　風本真吾
発行者　一般社団法人 日本健康教育振興協会
東京都新宿区四谷四―七 白川ビル
㈱メディカルサロン内
制　作　朝日新聞出版（カスタム出版）
発　売　朝日新聞出版
東京都中央区築地五―三―二　〒一〇四―八〇一一
電話　〇三（五五四〇）七六六九（編集）
電話　〇三（五五四〇）七七九三（販売）

印刷・製本　廣済堂　装幀　横須賀 拓

ISBN978-4-02-100291-5 C0047